鍼灸美容学

編集 王 財源

静風社

鍼灸美容学

目　次

Ⅰ部 …………………………………………………………………… 5
- 序論　鍼灸美容序論／王 財源 ……………………………………… 6
- 古典研究　『医心方』からみた美容／島山 奈緒子 ……………… 26
- 古典研究　『列仙伝』にみられる若返り術／中吉 隆之 ………… 44
- 教育　鍼灸美容の教育とその課題／西村 理恵 …………………… 56
- 教育　鍼灸美容の理論と教育／高野 道代 ………………………… 72
- 基礎理論　伝統医学的な皮膚構造考察／奈良 上眞 ……………… 88

Ⅱ部 …………………………………………………………………… 105
- 基礎研究　鍼灸治療が末梢循環に及ぼす影響と作用機序／木村 研一 … 106
- 基礎研究　接触鍼の臨床効果／渡邉 真弓 ………………………… 118
- 臨床研究　精神科からみた美容／近藤 哲哉 ……………………… 136
- 臨床研究　皮膚割線（ランガー線）の臨床応用と経穴・経絡との関係／八坂 純子 … 148
- 臨床実践　実践！鍼灸美容／王 財源 ……………………………… 172
- 臨床実践　審美六鍼の概念と美容的効果／内山 卓子 …………… 186
- 臨床実践　良導絡と健康美容／樋口 理恵 ………………………… 208
- 臨床実践　「鍼灸アロマ美療」へのアプローチ／橋口 修 ……… 228

編集を終えて …………………………………………………………… 252
執筆者略歴 ……………………………………………………………… 254

Ⅰ部

序　論	鍼灸美容序論／王 財源 …………………………………… 6
古典研究	『医心方』からみた美容／島山 奈緒子 ………………… 26
古典研究	『列仙伝』にみられる若返り術／中吉 隆之 …………… 44
教　育	鍼灸美容の教育とその課題／西村 理恵 ………………… 56
教　育	鍼灸美容の理論と教育／高野 道代 ……………………… 72
基礎理論	伝統医学的な皮膚構造考察／奈良 上眞 ………………… 88

序論
鍼灸美容序論

中国の伝統医療文化を軸足にして成立した『黄帝内経』などの医書文献を背景に、「美」の創出と古典理論との関係性について明らかにしました。

王 財源　*Zaigen Oh*

はじめに

　「美」の概念はいつ頃より発生したのでしょうか。『字通』の「美」をみると『説文』では、『甲骨』では、『金文』では、「美の象形は羊の全形。下部の大は、羊が子を生むときのさまを牵（たつ）というときの大と同じく、羊の後脚を含む下体の形」とあり、その訓義は「うつくしい、すぐれる、めでたい、よい、よみする、ほめる、みちる、さかん、ただしい、たのしむ、よろこぶ、さいわい」と記されています（白川静著、平凡社、1996年）。

　語系についてみると、肉体的な美しさを示すものには「美顔」（『李太白文集』）、「美容」（『楚辞章句』）、「美人」（『香屑集』）、「美貌」（『魏書』）、「美女」（『墨子』）、「美形」（『世説新語』）、「美麗」（『戦国策』）等々と、中国古代の文献にはすでにみられます。そこに載る「美」は、文献によってさまざまな形となった「美」が表現されています。

　身体的な「美」の象徴として挙げられるものの一つに「若さ」という表現があります。「若いね」と言われて憤りを感じる人はおそらくいないでしょう。ところが、「老けたよね」と言われた瞬間に、憤りを露にする人は少なくはないでしょう。

　では「美」と「老い」は結びつかないのでしょうか。

　筆者は、本来、「老い」の意義が、若き日々のことに思いを馳せ、感傷に

ひたる時期のことではなく、人生の年輪を深く重ねるにつれて、こころが若々しさを増す「美しく老いる」という点にこそ注目が置かれるべきであると考えてきました。「老い」を、単に死を迎えるまでの衰えの時期とみるか、悔いなき人生の、完成に向けての総仕上げのときと捉えるのかは人それぞれです。ただし、「老い」を下り坂とみるのか、上り坂とするのか、人間、同じ時間を過ごしても、それぞれが異なった価値観によって、「老け方」にも個々の特徴が生まれ、天と地の違いがあるようにもみえます。

　おそらく「老い」の根本には、精神という内発的素因が関与し、そこに発生した心理的要因が、身体の「老い」を加速させていることもあるのでしょう。

　しかしながら、現在、アンチエイジングという概念が世界的にも広がりをみせ、鍼灸も美顔、痩身法や脱毛症などに対する美容へのアプローチが始まりました。それらは若き世代を中心に注目を集めています。鍼灸師養成機関や大学においては、すでに授業の一環として取り扱われています。とくに刺鍼実技の指導は、顔面部の皮下出血などのリスクから、豊かな臨床経験を積む教員が指導に携わっているようです。

　また、臨床現場における鍼灸の美容に対する患者さんの要望が日々、強まっている傾向にあるようです(図1)。これらを考慮したとき、鍼灸美容の安全性を注視したガイドラインの作成が今後必要であることを提案しておきます。

　欧米では鍼灸美容の報道がCosmetic Acupuncture, Facial Acupunctureと呼ばれ、それらの報道で強調されているのが、作用機序、方法(術式)、施術効果に対しての紹介です[1]。また、英米における鍼灸美容の定義は明確にはされていないどころか、むしろ医学的、経済的効果に対する科学的な裏付けについて欠けている点が多いとの指摘も少なくはありません。わが国もその例外ではありません。鍼灸を用いた美容については、鍼の安全性をより確保

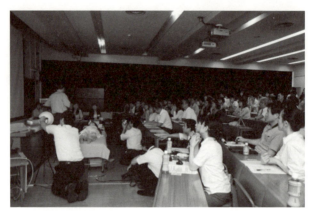

図1　第47回　東洋医学とペインクリニック研究会
大阪医科大学で開かれた「第47回東洋医学とペインクリニック研究会」での「鍼灸美容」の教育講演の様子。

するためにも、正確で科学的な視野で分析するとともに、実際の臨床での有効性についても議論が必要となるでしょう。

エステとは異なった鍼灸美容の確立

　日本の美容界ではインナービューティーケアやトータルビューティーケアが注目され、鍼灸美容を受けるクライアントのほとんどが、局所顔面部に出現した、皮膚の加齢によるシワやたるみに対する鍼灸施術を目的に来院します。なかには脱毛症などで通院するケースもあります。

　わが国では、美容のために鍼灸が用いられることは一部を除いてタブー視された時代がありました。そのためか鍼灸の業界においても、鍼灸美容はあまり大きな関心をもたれることが少なかったようです。

　しかし、近年の「美」を鍼灸の世界に求めるようになった背景には、健康で長生きすることだけでは飽き足らない、より高い生活の質を望む現代人

の、「若さ」と「美しさ」への探求が見え隠れしているようにもみえます。これらはわが国だけではなく、中国においても、美容器具の開発が産業界を巻き込み、ダイエットブームによる自然健康食品の大流行や、富裕層の増加にともない、エステ市場に化粧品会社が参入するなど、美容市場の拡大が進んでいます。わが国でも同様に、ここ数年間における美容産業は年々と拡大しています。

　このような経過を歩み続けるなか、2006年8月に鍼灸の業界内で発刊された『美容と鍼灸』と題された雑誌は注目を集めました。また、翌年、2007年6月には鍼を用いた美顔法がDVD『美容鍼灸の実践』として産声をあげ、これらは多くの鍼灸臨床家や鍼灸を学ぶ学生達の話題となりました。

　また2010年6月、第59回全日本鍼灸学会学術大会が大阪国際会議場で開催された折に、鍼灸の学会としては初めて鍼灸美容の実技公開が行われ、大きな反響を呼びました。定員350名の会場は座席がなくなり、立ち見席までがぎっしりと埋め尽くされ、廊下にまで人が溢れて入場が制限されるほどの混雑ぶりとなりました。それは鍼灸界に新しい風が舞い込んできたようでした。

　これら鍼灸美容による「美」への創出は、鍼灸を学ぶ者において、刺繍の新しい糸のようなものでありました。美容に関心をもつ初学者にとっては、学び、慣れていくなかで鍼灸美容のおもしろさと「美」に触れ、それらはちょうど、伝統の織物に親しむきっかけのようなものになりました。

　後に皮下組織への物理的な鍼刺激により、顔面筋肉の血流を促して血行の改善につながることは誰しもが知るところとなりました。その施術効果に顔面部のつやや潤い、また血色の変化による即効性が期待され、鍼灸師が容易に取り組みやすいといった利点もあって、多くの鍼灸師が「美容」をキーワードとしたさまざまな鍼灸施術を始めました。

　ところが、顔面施術による血流量などの促進は、肌に一定の美容効果があ

るとはいえ、鍼灸美容は本来、悠久な歴史的変遷を経た、伝統医療文化に裏打ちされたものです。伝統医学に脈打つ養生思想を根幹とした、身体の恒常性維持機能の存在とそれがどう結びつくのかという点について、多くの疑問が残ると考える鍼灸師も少なくありません。

　現在の鍼灸美容では、「鍼灸」という伝統医学の名のみが残り、本来、あるべきはずの美容の概念より、少しずつかけ離れていく傾向にあることを懸念する声さえあります。伝統医学に遡る、健康に裏打ちされた、内発的な「美」への探求こそが、鍼灸美容学本来の魅力なのです。

　当然、皮膚に対する現代医学的な考察を背景においた、伝統医学的検討を並行させ、多角的な定義を熟知し、ガイドラインを完成することは、鍼灸美容をブームで終わらせない大切なポイントではないかと考えられます。

伝統医学は魅力溢れる美容の宝庫

　鍼灸の美容は、皮膚の表面に刺激を加えて、皮膚血流を改善することで、皮膚の美容効果を出すことが多く、とくに皮膚の表面刺激によるメカニズムとして、血行やリンパの流れを促進する物質である一酸化窒素（NO）が、皮膚に与える鍼などの圧刺激により、血管やリンパ管を広げてその流れを促進するものと考えられています。

　その根拠として、皮膚表面に存在する表皮ケラチノサイトに連続的に加える圧刺激によって、表皮ケラチノサイトからもNOを合成する能力が、血管などが存在しない培養皮膚からも放出されることが証明された興味深いデータがあります[2]。

　また、英科学誌『サイエンスティフィック・リポーツ（2013年7月16日付、電子版）』では、奈良県立医科大学・小澤健太郎氏が、パーキンソン病の原因たんぱく質をNOによって活性化することで、神経細胞内にある異常

たんぱく質を分離促進させて、機能障害を防ぐことができると発表しています。つまり、鍼灸の生体に対する有効性は否定できないという有識者らの見解がここにみられます。ゆえに、伝統医療文化を多角的に研究し、先人に繰り返し受け継がれてきた経験を、現代の医療文化に取り込むことで、現代医学を補完することもできるでしょう。

伝統医療文化に共生する「美」

　中国の伝統医療文化は、日本の東洋医学の基盤を築くうえで、欠くことができない学問体系により成り立っています。東洋医学は難しく思われがちですが、実は多くの歴史的変遷を繰り返して育てられたぶんだけ、情報量が多く複雑な印象を与え、敬遠されている部分もあるのです。

　『黄帝内経』は医書でありながら、実は「美」を彷彿させるすばらしい内容が随所に散りばめられています。

　そこで『黄帝内経』に描き出されている、身体の皮膚と美容との関係について紹介します。

> 『霊枢』巻第十一
> 決気第三十
> 「上焦開発、宣五穀味、熏膚、充身、澤毛、若霧露之溉、是謂気」（五穀が化して生じた精微な物質は、上焦から散布され、皮膚に染み込み、全身をあまねく満たし養い、毛髪を潤し、ちょうど霧や露のように万物を潤し養うのである。これを気と呼ぶ[3]）

　ここには精微物質である「気血」が皮膚に影響を与え、肌を美しく整える

という生理的な働きが記載されています。

次に、人体の「美」とつながる記述が六節蔵象論にあります。

『素問』巻第三
六節蔵象論篇第九
「心者、生之本、神之變也。其華在面、其充在血脉」（心は生命の根本で、智慧や変化の源である。心の栄華は顔面部に現れ、その機能は血脈の充実にある）

「肺者、気之本、魄之處也。其華在毛、其充在皮」（肺の栄華は毫毛に現れ、機能は体表面、皮膚上の充実している様子に現れる）

「腎者、主蟄、封蔵之本、精之處也。其華在髪、其充在骨」（腎は真陰が蟄蔵されている場所であり、収蔵の根本をなすもので、五蔵六府の精気を貯蔵しているところである。腎の栄華は髪に現れ、その機能は骨髄の充実にある）

「肝者、罷極之本、魂之居也。其華在爪、其充在筋、以生血気」（肝は疲労の根本をなしており、魂を蔵している場所である。肝の栄華は爪に現れ、その機能は筋力の充実にある。故に、血気で養う）

> 「脾胃大腸小腸三焦膀胱者、倉廩之本、營之居也。名曰器。能化糟粕、轉味而入出者也。其華在脣四白、其充在肌」（脾、胃、大腸、小腸、三焦、膀胱は水穀の倉庫の根本をなしており、営気を発生させる場所であり、そのために器と呼ばれている。よく水穀の精微を吸収し、その糟粕を排泄するので、これらの蔵府は五味を転化するものであり、吸収と排泄を主る）

> 「其華在脣四白、其充在肌」（その栄華は口唇の四隅に現れ、機能は肌の充実にある[4]）

　また、蔵府が顔面の色つやと容姿容貌の形成に深くかかわっていることが記述されています。

> 『素問』巻第三
> 五蔵生成篇第十
> 「心之合脉也。其榮色也。其主腎也」（心は脈に配合する。その栄華は顔面部の色つやとして現れる。心蔵を制約しているのは腎である）

　心は顔色をつややかにすることを主り、その機能は体表面、皮膚上の充実している様子に現れます。
　つまり「心の栄華は顔面部に現れ、その機能は血脈の充実している様子に現れる」と、身体の表面には「気血」が深くかかわっていると記されています。

「肺之合皮也。其榮毛也。其主心也」（肺は皮に配合する。その栄華は毫毛に現れる。肺蔵を制約するのは心である）

「肝之合筋也。其榮爪也。其主肺也」（肝は筋に配合し、その栄華は爪に現れる。肝蔵を制約するのは肺である）

「脾之合肉也。其榮脣也。其主肝也」（脾は肉に配合し、その栄華は唇に現れる。脾蔵を制約するのは肝である）

「腎之合骨也。其榮髪也。其主脾也」（腎は骨に配合し、その栄華は髪に現れる。腎蔵を制約するのは脾である[5]）

　このように二千年もの昔には、顔色や皮膚の健康や美しさについてはすでに考えられていました。
　人は本来、食物より摂取した栄養素により皮膚に潤いを与えて艶やはりのある肌をつくります。これを伝統医学的に解釈すると、食物を分解してつくられた気血と津液が五蔵を潤し、やがてそれらは頭や顔面、脳髄にまで栄養が送られるということです。
　このように正常な生理的活動が営まれることで、身体的な「美」をつくり出すことができるという考え方に結びつくのです。また、その一方、精神的な因子も気血の動きと関与すると考えられています。

『素問』巻八
寶命全形論篇第二十五
「一曰治神、二曰知養身、三曰知毒藥爲眞、四曰制砭石小大、五曰知府藏血気之診」（第一に精神を治めること。第二に養身の道をわきまえること。第三に薬物の正しい性能を熟知すること。第四に砭石の大小に注意して適切に用いること。第五に蔵府や気血の診察方法を会得すること[6]）

　鍼や薬を使う前に「治神」を第一選択肢として考えることが述べられています。つまり、精神の調和を図って健康な肉体を保つことこそが伝統医学を用いた「美」の基本思想なのです。

日本と中国の古典が生きる鍼灸美容

　古代、日本に伝わった鍼灸や漢方薬も、やはりこれら身体の「気血」を動かすことを目的にしたものでした。今や新聞や雑誌などでも「気血」が身体のエネルギーであること、全身の活動をスムーズにすることとの関連を認識され、一般的にも「気血」という用語が定着しました。

　つまり、車でいうと「気血」は、ちょうどガソリンのようなものにたとえることができます。このエネルギーを燃やすことで、健康で快適な生活を日々、過ごすことができるのです。しかしながら、何らかの原因によって、体の中の「気血」が「みちくさ」をすると、全身に十分なエネルギーが回らなくなります。すると肌や筋肉は栄養を受けることができなくなり、十分な栄養源が届かないことにより、肌の潤いやつやは失われることが『黄帝内経』にも記されています。

『霊枢』巻之一

邪気蔵府病形第四

「悪血留内、若有所大怒、気上而不下、積於脅下、則傷肝」（瘀血が体内に溜まり、そのうえ、大いに怒って肝気が上逆することにより、瘀血が脇の下に滞って肝を傷る[7]）

「十二経脉、三百六十五絡、其血気皆上于面而走空竅。其精陽気、上走於目而爲睛。其別気走于耳而爲聽。其宗気上出於鼻而爲臭。其濁気出於胃、走唇舌而爲味。其気之津液皆上燻于面、而皮又厚、其肉堅」（人体の十二の経脈、三百六十五の絡脈のその血気は、みな上って顔面に走り、七竅に流れている。その精陽の気は、目に注いで、ものを見ることができる。その傍らに走る気は、両側から上がって耳に注ぎ聴くことができる。その宗気は、上って鼻に注ぎ、それで匂いを嗅ぐことができる。その濁気は胃から上がって唇と舌に通じ、五味を弁別することができる。その気が化した津液は、みな上行して顔面を燻蒸するので、顔面の皮膚は厚く、筋肉は堅実である[8]）

　精神状態の調和がとれないと「気血」の巡りが悪くなり、結果的には瘀血が体内で蓄積されます。さらにそれが蔵府にまで波及し、身体の生理的な活動を崩し、その結果、私たちの皮膚にまで影響を及ぼします。このような問題に対して伝統医学には、人間が本来もち合わせた内発的な「美」に対する魅力が、おのずとその底辺に流れています。

　古代「美」の象徴である「眉」の厚薄と形状は、『黄帝内経』においては身体の健康度を映し出すバロメーターでした。しかし、先行文献をみる限

り、眉と美顔がどのような関係で『黄帝内経』と結びつくかという点について明らかにされていません。そこで『黄帝内経』にみる気血が体表の肌膚や眉に反映するという文献的な根拠を調べました。

『霊枢』巻第十八
陰陽二十五人第六十四
「足太陽之上、血気盛則美眉、眉有毫毛。血多気少則悪眉、面多少理。血少気多則面多肉、血気和則美色[9)]」（上部を順行する足の太陽経脈に、血気が充足していれば、眉毛は麗しく長く、眉の中に毫毛が生えてくる。血が多くて気が少なければ、眉毛は枯れて憔悴し、顔に細やかなシワが多く現れる。血が少なく気が多ければ、顔面部の肌肉は豊満になり、気血が調和していれば、顔面がきれいになる[10)]）

「美眉者、足太陽之脉、気血多。悪眉者、血気少。其肥而澤者、血気有餘。肥而不澤者、気有餘、血不足。痩而無澤者、気血倶不足。審察其形気有餘不足而調之、可以知逆順矣[11)]」（眉が秀麗であれば、足の太陽経脈の気血が充足している。眉毛がまばらで美しくないのは、気血がともに足りないからである。からだの肌肉が豊満で潤沢なのは、気血に余りがある。肥えていて潤沢でないのは、気に余りがあり血が足りない。痩せていて潤沢でないのは、気血がともに不足している。身体外部に現れた表現と体内の気血の有余不足に基づいて、疾病の虚実、病勢の順逆を知ることができる[12)]）

これら両者の文脈をみる限り、興味深いことに「美」という文字が明らか

に記載され、眉の美しさと気血とのかかわりについて論じられています。

したがって、気血が「美」の文化に影響を与え、美顔法の一つとして結びつくことが『黄帝内経』に記されています。さらにそれらを象徴するかのように、眉の「美」と美顔が結びついていた文献的根拠が、日本の古典書にも載っています。

> 『古事記』
> 中つ土をかぶつく、真火には当てず、眉画き、濃に画き垂れ[13]
> 『万葉集』
> 振りさけて若月見れば一目見し人の眉引き思ほゆるかも[14]

当時、日常的にある「眉画き」「眉引き」という文化を考えても、眉を整形する「美」意識が一般的であったことがわかります。

このように眉が「美」の象徴であるという古代中国の「美」意識が日本に伝えられたという文献的根拠を挙げておきます。

> 『詩経』
> 衛風　碩人
> 「手如柔荑、膚如凝脂、領如蝤蠐。齒如瓠犀、螓首蛾眉、巧笑倩兮、美目盼兮[15]」（その手は柔かき荑(つばな)の如く、膚は凝りし脂の如し、領は白き蝤蠐(すくもむし)・瓠(ふくべ)の子のような歯並びのよさ、広く整った首(ひたい)に蛾の眉毛、にこやかに笑う口もとの美しさ、美しい目もとのすずやかさ[16]）

すなわち、「膚は白くつやつやとし、・・・額は方形で広くて色が白く、眉は長い弧を画く蛾眉であり、笑顔は口もとに愛嬌があり、まなざしも落ち着きのある」ことが美人の要素とされた。

ここにも眉の美がみえます。村澤は、「現在確認することが難しいが、唐の玄宗皇帝が画工に鴛鴦眉、小山眉、五岳眉、三峯眉、垂珠眉、月稜眉、分梢眉、烟涵眉、拂雲眉、倒暈眉などの『十眉謡』をつくらせた」とあります。眉に対する美意識は無視できません。また、「一本眉」の婦人坐像がマリ（アフリカ）で出土し、紀元前3000年頃は眉が「美」の象徴でした。古代ギリシアでも鼻の上で接近した眉を好んだ事例があります。

現在でも、中央アジアや中近東で、ウスマという植物の葉っぱから抽出した汁で左右の眉を一本につなげた化粧法が行われ、日本ではアイヌの人たちの間で受け継がれています[17]。

また『詩経』のなかには、美人の象徴とされる蓁首蛾眉（しんしゅうがび）が記され、蓁首蛾眉の意味には、セミのような昆虫である蓁の四角く広い額を指し、蛾眉は三日月形の眉を意味して蓁首と呼ばれていました。

しかし、日本において蛾眉と明確に記述される文献は、嵯峨天皇の勅命により編纂された勅撰漢詩集『文華秀麗集』などにあり、多くは確認できないというのです[18]。

以上、眉の形成には気血が関与することから、美しい眉の状態は健康的な肉体を映し出し、美貌を表す形容詞でした。したがって、先述の『霊枢』陰陽二十五人篇には、「美」を形成する要件の一つに、正常な「気」と「血」の活動を体内に宿しているという「美」意識の象徴が随所にみられます。

また、経絡とのつながりについても医書に記されているので、気血と経脈で創出される「美」についての記述を紹介します。

『霊枢』巻第五

経脉第十

「手少陰気絶、則脉不通。少陰者、心脉也。心者、脉之合也。脉不通、則血不流。血不流、則髦色不澤[19]」（手の少陰心経の脈気がつきると、脈道が通じなくなる。手の少陰心経は心蔵の経脈である。心と血脈は相互に配合している。もし脈道が通じなくなると、血がなめらかに巡らない。血がなめらかに巡らなければ、顔色が潤沢でなくなる[20]）

「足太陰気絶者、則脉不榮肌肉。唇舌者、肌肉之本也。脉不榮、則肌肉軟。肌肉軟（柔）、則舌萎、人中滿。人中滿、則唇反。唇反者、肉先死[21]」（足の太陰脾経の脈気がつきると、経脈は水穀の精微を輸送配布して肌肉を栄養することができない。唇舌は肌肉の本です。経脈が栄養を輸送配布することができないと、肌肉が軟らかくなってしまう。肌肉が軟らかくなってしまうと舌体は萎縮します。人中部が腫満すると、唇が外に反り返るのは、肌肉がまず衰え萎縮した徴候です[22]）

　ここに記載されたことから、経絡が全身の肌膚に気力と血色を与えることで、肌膚の潤いや美しい肌を形成することが鑑みられます。そこには気血の有無が形体に与える影響と、その血気を養い調えることの基本が描かれています。

　当然、『黄帝内経』は美容の文献ではありません。むしろ養生による健康の促進が軸足となっていることはいうまでもありません。しかし、興味深いことに、不老長寿による若返りの法則が『黄帝内経』において同じ土俵の上に位置していることに注目できます。

それら養生の中心部を貫通する思想こそが「真人」なのです。『黄帝内経』に所収の上古天真論には、養生を軸足に置いた、「若返り」による健康についての考え方が記されています。注目すべきは「天真」の二文字に『黄帝内経』の真意があることです。

　「天真」という用語が上古天真論篇のみに収められているだけではなく、陰陽應象大論篇、六節蔵象論篇、異法方宜論篇、平人気象論、三部九候論篇、奇病論篇、天元紀大論篇、六元正紀大論篇、至真要大論篇、疏五過論篇、陰陽類論篇の注釈文に、繰り返し用いられていることです。

　唐代の医家・孫思邈も『千金要方』や『千金翼方』『銀解精微』にも「天真」という用語がみえ、さらに外丹養性書である陶弘景著『真誥』にも「真」の一文字が使われ、不老長寿を会得した者のみが知り得る永遠普遍の「若返り」の法則がここにあるといえます。

　つまり「真」とは、宇宙と自然界を指す「天」の法則と、身体に宿す「真」との共生による養生が主になることで、不老長寿の肉体と、「若さ」と「美しさ」を保つ能力を手に入れる宇宙論的身体観が、『黄帝内経』を介して展開されているのです。

『素問』巻第一
上古天真論第一
「恬惔虚无、真気従之、精神内守、病安従來[23]」（恬惔虚無であれば、真気はこれに従い、精神が内に守っていれば、病はどこからやってくるだろうか[24]）

　ここには「恬惔虚无」という『老子』の思想が、底辺で医書である『黄帝内経』と結びついています。

このように古典医学には「美」の創出を彷彿とさせる数多くの文脈が随所にみられます。

　先人によって受け継がれた古典医学の理論を身体につなげることで、伝統医学に脈打たれた法則性を封じこめずに、現代の鍼灸の美容に応用することができる可能性が生まれてくるのです。

おわりに

　『黄帝内経』に記された「美」への多様性は、自己刷新をもたらす精神性を生み出す原動力となります。

　日本では経済的な成功を目標とした技術や教育が重んじられ、伝統や哲学などは古臭いと考える風潮が漂っています。しかし、中国の伝統医療文化の集積の一つである『黄帝内経』に伝わる寛容性や開放性は、今後の鍼灸美容のあり方を考えるうえで大切な要因となることでしょう。

　中国六朝時代に丹薬の製造による不老長寿の実現を目指した医家・葛洪は、内発的な「美」の創出に対して注視していました。葛洪の編纂した『抱朴子』には、身体と精神の結びつきに対する、彼の深き洞察力が記されています。その一部を抜粋します。

>『抱朴子』外篇
>
>刺驕
>
>「求之以貌、責之以姸俗人、徒睹其外形之粗簡、不能察其精神之淵邈[25]」
>（外形の粗さに懸けても、内面（精神）より発露した容貌と比べることができないと、いくら着飾って、美しく装飾を加えても人間に内在する本質的なものは隠すことができない[26]）

ここには「美」に対する本質的な概念、すなわち内発的な「実美」の輝きを放つ必要性が記載されています。「美」は内発的な力の開花（エンパワーメント）にあるといっても過言ではないでしょう。

　「美」は時代によって移り変わり、そこには女性たちの生き方が色濃く反映しています。つまり、女性の生き方が変わると、「美」の基準も変わらざるをえないのです。

　本書は、鍼を用いた美容へのアプローチを、従来ある鍼灸美容の書物にはみられなかった「美」の本質に近づけるため、医学、哲学、人文学、術数学を軸に、研究、臨床、教育に携わる各分野で活躍する先生方から、鍼灸美容を考察してもらい、鍼灸美容の教育、臨床に役立てる実践書として編纂しました。

鍼灸美容序論

王　財源

■参考文献
1）中田健吾、兵頭明編「欧米における美容鍼灸事情」医道の日本、臨時増刊、no. 11 2006年　111～112頁
2）傳田光洋著『皮膚感覚と人間のこころ』、新潮社、2013年112頁に池山和幸氏の論文（Ikeyama k.2010.J Invest Dermatol 130：1158～1166.）を引用。
3）藤山和子訳所収『現代語訳・黄帝内経霊枢』上、東洋学術出版社、2007年、471～473頁。原文は日本内経医学会所蔵、明刊無名氏本『新刊黄帝内経霊枢』（内藤湖南旧蔵）、日本内経医学会2006年、50頁、11～3。
4）庄司良文訳所収『現代語訳・黄帝内経素問』上、東洋学術出版社、2006年183～186頁。原文は人民衛生出版社整理『黄帝内経』影印本、人民衛生出版社、2013年、28-29頁。
5）庄司良文訳所収『現代語訳・黄帝内経素問』上、東洋学術出版社、2006年189～190頁に基づき一部を改めた。原文は人民衛生出版社整理『黄帝内経』影印本、人民衛生出版社、2013年、29～30頁。
6）藤山和子訳所収『現代語訳・黄帝内経素問』上、東洋学術出版社、2006年424～425頁に基づき一部を改める。原文は人民衛生出版社整理『黄帝内経』影印本、人民衛生出版社、2013年、60頁。
7）松木きか訳所収『現代語訳・黄帝内経霊枢』上、東洋学術出版社、2007年、84頁。原文は日本内経医学会所蔵、明刊無名氏本『新刊黄帝内経霊枢』（内藤湖南旧蔵）、日本内経医学会2006年、10頁、2～4。
8）松木きか訳所収『現代語訳・黄帝内経霊枢』上、東洋学術出版社、2007年、85～86頁。原文は日本内経医学会所蔵、明刊無名氏本『新刊黄帝内経霊枢』（内藤湖南旧蔵）、日本内経医学会2006年、10頁、2～4。
9）日本内経医学会、明刊無名氏本『新刊黄帝内経霊枢』（内藤湖南旧蔵）『霊枢』2006年79頁、18～6下。
10）石田秀実、白杉悦雄監訳『現代語訳・黄帝内経霊枢』（下）、東洋学術出版社、2007年、252-253頁。
11）日本内経医学会、明刊無名氏本『新刊黄帝内経霊枢』（内藤湖南旧蔵）『霊枢』2006年79頁、18～6下。
12）前出。白杉悦雄所収『現代語訳・黄帝内経霊枢』（下）、255～257頁。
13）倉野憲司（校注）『古事記』岩波書店、1963年、142頁。
14）佐々木信綱（篇）『万葉集』上、岩波書店、1927年、240頁。
15）李学勤主篇『十三経注疏・毛詩正義』北京大学出版社、1999年、221～224頁
16）石川忠久著、新釈漢文大系第110巻『詩経』（上）明治書院、1997年、159～160頁。
17）村澤博人著『美人進化論』東京書籍、東京、1987年、63～67頁
18）平松隆円著『化粧にみる日本文化』水曜社、2009年、94頁。
19）前出。島田隆志訳所収『新刊黄帝内経霊枢』（内藤湖南旧蔵）、26頁、5～8下。
20）前出。『現代語訳・黄帝内経霊枢』（上）、234～235頁。
21）前出。『新刊黄帝内経霊枢』（内藤湖南旧蔵）、26頁、5～8下。

22) 前出。『現代語訳・黄帝内経霊枢』(上)、235〜236頁。
23) 日本内経医学会『素問』2004年、6頁、下段。また『正統道蔵』洞真部、衆術類に所収の馬承禎撰「修眞精義雜論」愼忌論に同文が載る。
24) 前出。島田隆志訳所収『現代語訳・黄帝内経素問』(上)、31〜32頁に基づき一部を改めた。
25) 楊明照撰、新篇諸子集成『抱朴子外篇校釈』中華書局、1985年
26) 本田濟著『抱朴子外篇1』平凡社、2002年、247〜248頁。

古典研究

『医心方』から みた美容

美容に関心が高いのは、何も現代の私たちばかりではありません。千年以上も昔の平安時代から、男女問わずに容姿を美しく整えることに関心が高かったのです。

島山 奈緒子　*Naoko Shimayama*

● 美容とは？

「美容」を『広辞苑』で調べると、「容貌・容姿・髪型を美しくすること。美粧」とあります。つまり「見た目を美しく整えること」になりますので、本稿では『医心方』の顔・髪に関する治療法を紹介します。

ただ、東洋の美は見た目の美しさだけでなく、心身の健康や教養をもとにした内面からにじみ出る美しさを重視しています。医学書などにみられる美容法は、それを補うものだということをご理解ください。

● 日本最古の医学書

『医心方』は、現存する日本最古の医学全書です[1]。鍼博士の丹波康頼によって編纂され、貴族が権力を高めた平安中期の982年に円融上皇に献上されました。当時の貴族のための「家庭の医学」といったらよいでしょう。

現代の「家庭の医学」と異なるところは、貴族でないと手に入れることが難しい高価な薬を使ったり、専門の医者がいないとできないような手術が含まれていたり、治療方法にまじないがあったりすることでしょうか。ただ、その内容は、実際の治療にすぐに役立てるように、できるだけ手軽で効果のあるものを選んでいたようです。

全30巻の巻物であり、中国の唐や隋の医学書の抜き書きで構成されてい

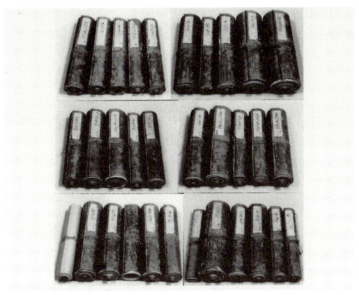

図1　『医心方』30巻（杉立義一『医心方の伝来』より）

ます（図1）。

『医心方』の効果

　『医心方』に引用された中国の医学書は、隋や晋代のものを中心に、古くは1800年ほど前の、漢代のものも含まれます。現代の私たちからみると、まじないのような非科学的な治療法や、毒物である水銀を用いた治療法もあります。

　実際に治療に使っていたのかどうかということでは、江戸時代に脚気の治療のために、ある人が当時の持ち主から『医心方』を借り出したという記録があります。

　もともと天皇に献上するために編纂された『医心方』が、一般の人の目に

触れるようになったのは江戸時代末のことです。それまでは一部の人だけがその存在を知る「知る人ぞ知る」医学書だったのです。本を借り出すことも目的のひとつであったとはいえ、1000年近く前の平安時代につくられた医学書を江戸時代に実際の治療のために借り出していたということは、つくられた平安時代はもちろん、江戸時代でも『医心方』の治療法は実際の治療に使用されていたことの傍証です。

　1000年近くの長い間、実際に使われていた『医心方』に書かれている美容法は、平安時代の貴族の美容法なのです。

平安時代の美意識

　平安時代の美人や美男は、絵巻物に描かれているような、いわゆる「引き目・かぎ鼻」です（図2）。それとともに、黒々とした艶やかで長い髪の毛、透き通るような白い肌も美人の重要なポイントだったようです。とくに顔の白さは女性だけでなく、身分の高い男性にも求められました。これはその当時の日本が手本とした中国の隋や唐の王朝の官僚が、顔の白い人を良しとしたことを受けてのことです。

『医心方』の美容法

　『医心方』にはさまざまな症状に対する治療法が946編も収められています。一編にはいくつかの治療法が含まれていますので、治療法だけなら数千種にもなります。各巻はおおよそ病気の症状ごとに分けられています。たとえば、脚気や婦人病といった具合です。

　そのなかでも巻四は「鬢髪部」という名がついており、『医心方』のなかでも美容法がまとめられている部分として知られています。巻四以外にも婦

古典研究

『医心方』からみた美容

29

島山 奈緒子

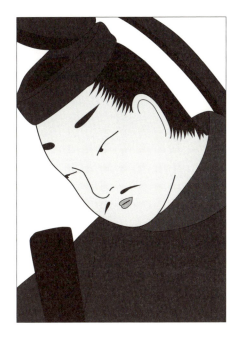

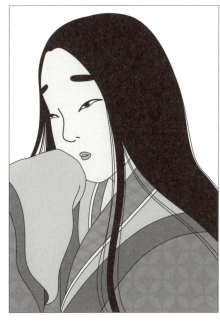

図2　引き目・かぎ鼻の顔
　平安時代の美人は、源氏物語を描いた絵画にも多く見い出すことができます。
　引き目・かぎ鼻のみならず、顔の色の違いも明確に描き分けられており、男女を問わず、身分の高い人物が白い顔、身分の低い人物が色黒の顔です。
　土佐光則の源氏物語画帖（徳川美術館蔵）などでは、身分の高低による顔の色の違いが顕著であり、光源氏はとくに色白に描かれています。

人病がまとめられた巻二十一「婦人部」には女性のほくろの治療が、若々しく長生きをする方法をまとめた巻二十六「延年部」には、血色を良くする方法や体臭を良い香りにする方法が載っています。

美容法の実際

治療の対象になる症状や治療法を一編ごとに紹介します。

髪を長く伸ばす方法（巻四　治髪令生長方第一）

髪が長く伸びる理由を『諸病源候論』を引用して以下のように説明しています。

> 「髪是足少陰之経血所栄也。血気盛、則髪長美。若血虚少、則髪不長。故須以薬治之令長也」（髪は足少陰腎経の血の体表に現れたものである。血気が盛んであれば、髪は長く美しくなる。もし血が少なければ髪は長くならない。したがって薬で治して長くさせる）

薬で治すとあるので、薬の処方が中心ですが、体内でつくられる「血」や「気」が髪を伸ばすもとであるとしているにもかかわらず、髪に塗ったり、髪をすすいだりする方法ばかりであることに、家庭医学の一面がみられます。

髪の毛に関する治療法は、美容に関する治療法のなかでも分量が多く、当時の人が美しい髪の毛を重視していたことが窺がえます。

ここでは15種類の処方が紹介されていますが、そのなかにはまじないのような方法もあります。『如意方』という書物に次のようにあります。

「長髮術。東行桑根直者、長三尺、以中央当甑飯蒸之、承兩頭汁以塗頭、髮長七尺」（髪を長くする術。東に行き桑の根の真っ直ぐで、長さが９㎝ほどのものの中心を、米を蒸す器で蒸す。汁を承けて頭に塗ると、髪が21㎝ほど伸びる）

東は中国では春を表し、春は草木が生えてくる季節です。草木を生やす方角である東から採ってきた真っ直ぐな根の汁を塗ると、真っ直ぐな髪が生えてくるということなのでしょう。

髪を艶やかに軟らかくする方法（巻四　治髮令光軟方第二）

ここでは髪を洗った後に酒ですすぐといった方法が載っています。

髪を強くする方法（巻四　治髮令硬方第三）

クシを使ったまじないと、生薬の灰を使った薬で髪をすすぐ方法が載っています。

白髪を黒くする方法（巻四　治白髮令黒方第四）

ここには17種類もの方法が載っています。これは美容に関する治療法のなかで最多です。平安時代には黒髪であることに関心が強く、そのぶん白髪に悩んでいた人が多かったのかもしれません。

さまざまな方法が載っていますが、『隋煬帝後宮香薬方』という書物からの引用には次のような処方が載っています。

> 「染白髪大豆煎。酢漿、大豆、上二物、以漿煮大豆以染之、黒便如漆」
> （白髪を染める大豆煎。酢、大豆、酢で大豆を煮た液で髪を染めると漆のように黒くなる）

　効果のほどは定かではありませんが、『隋煬帝後宮香薬方』という書名から、中国の隋代の後宮で使われていた美容法を集めた書物だったのでしょう。

　『千金方』からの引用にはこんな方法が載っています。

> 「治髪白方。正月四日、二月八日、三月十三日、四月二十日、五月二十日、六月二十四日、七月二十八日、八月十九日、九月二十五日、十月十日、十一月十日、十二月十日。上日抜之、不復白」（白髪を治す方法。〔略〕上記の日に白髪を抜けば、再び白い毛は生えてこない）

　この日付がどんな意味をもつのかはわかりませんが、決まった日に白髪を抜くと生えてこないというのは、医学的な知識がなくても実践できる手軽な方法であるといえます。

びん（額の横の生え際の髪）が黄色くなってしまったのを黒くする方法
（巻四　治鬢髪黄方第五）

　最初に紹介したとおり、髪は「足少陰之経血所栄」と考えられていますが、同じ髪でもびんは「足太陽之経血所栄」とされています。
　「足太陽」は現在の東洋医学では「足太陽膀胱経」という経絡のことですが、この経絡は目頭から始まり額の真ん中より少し外側を通ります。

髪が黄色くなる病気に、頭皮の常在菌の分泌物が髪の毛について黄色くなる黄菌毛症があります。黄菌毛症は洗髪の頻度が低いことも原因の一つなので、髪をなかなか洗うことのできなかった平安時代の人々がこの病気に悩まされていたとしても不思議ではありません。

　黄菌毛症がびんの部分に起こりやすいかどうかはわかりませんが、男性は髪を結って冠や烏帽子をつけますので、びんの部分の黄変が目立ったことは考えられます。

　治療法は生薬の灰を用いた洗髪方法が３種類紹介されています。

びんや髪が抜けるのを防ぐ方法（巻四　治鬢髪禿落方第六）

　ここではびんだけでなく髪の毛や眉が抜けてしまった場合にも、効果のある薬湯の処方などが載っています。

頭皮が乾燥している脱毛を治す方法（巻四　治頭白禿方第七）
頭皮が赤くただれている脱毛を治す方法（巻四　治頭赤禿方第八）

　『医心方』には４種類の脱毛に対する治療が載っています。二つは部分的な脱毛ですが、頭全体の脱毛を頭皮の状態で２種類に分けています。面白いことに、頭全体の毛が抜けてしまう脱毛の原因は頭皮の状態が違えども「虫」が頭皮に悪さをするから、と書かれています。

　『治頭白禿方第七』では、以下のような症状に対する治療法がまとめられています。

「謂在頭上生瘡、有白痂甚痒」（頭皮にできものが生じ、フケがあり痒くてたまらない）

頭皮が乾燥しているものに対しては以下の治療法があります。

> 「煮桃皮汁飲之、幷洗上」（楊梅皮：ヤマモモの樹皮の汁を飲む、併せて頭を洗う）

楊梅皮には収斂作用があるので、これは理に叶った方法だった可能性があります。

頭皮が赤くただれているものに対する治療は生薬の灰を動物の脂に混ぜて頭に塗る方法が選択され、「虫」によって引き起こされた脱毛でも、頭皮の状態を観察し、治療法を選択していたことがうかがえます。

円形脱毛症を治す方法（巻四　治鬼舐頭方第九）

これはいわゆる「10円ハゲ」のことですが、始めにある病気の解説に病態が説明されています。

> 「或如錢大、或如指大」（あるものはコインの大きさで、あるものは指頭の大きさ）

この病態が1000年以上前の昔からコインを引き合いに出していたことがわかります。

タイトルにある「鬼」はいわゆる角の生えた鬼のことではなく、幽霊のことです。タイトルをそのまま訳すならば「幽霊に舐められて（毛が抜けてしまった部分のある）頭を治す方法」となります。どちらにしてもユニークな捉え方です。

火傷後の脱毛を治す方法（巻四　治頭燒處髮不生方第十）

　火傷により部分的に髪が生えなくなる、2種類の脱毛の治療法は、脱毛している部分に塗る薬の処方が3種ずつ載っています。

抜けた眉毛を生やす方法（巻四　治眉脱令生方第十一）

　ここで紹介される処方には「鉄精」「鉄汁」というものが含まれています。これは現在でも生薬として使用されている「鉄落」と考えられます。「鉄落」は黒い色をしていますので、それを溶かした液体で眉を染めて毛を多くみせていたのでしょう。

生えすぎた髪をなくす方法（巻四　治毛髮妄生方第十二）

　『千金方』からの引用に以下の方法があります。

　　「拔毛、以鱉脂塗之」（毛を抜き、亀の脂を塗る）

　ここでは、もう一つ亀の脂を使った方法が載っています。亀には毛が生えていませんので、それにあやかる方法でしょうか。

頭と顔の湿疹を治す方法（巻四　治頭面瘡方第十三）

　ここからは皮膚に関する疾患の治療法になります。タイトルにある「頭面瘡」は『拯要方』の引用によれば以下のとおりです。

　　「面上瘡、極痒、搔即生瘡黃脂出」（顔面のできもの、とても痒く、搔くと

できものができ、黄色い脂が出る)

　ここの「黄脂」は皮脂かもしれませんが、病態から蕁麻疹やアトピー性皮膚炎も含むものでしょう。そうすると、この「黄脂」は膿の可能性があります。
　治療薬として粉薬と軟膏の処方が載っていますが、『膏薬方』からの引用に黄連を用いた軟膏の処方があります。黄連には抗菌・消炎作用があり、痒みの強い湿疹には効果があったことでしょう。

ニキビを治す方法（巻四　治面疱瘡方第十四）
　現在、ニキビは菌と皮脂の分泌異常によって起こることが知られていますが、当時はそのようなことはわからず、ニキビの原因の一つは次のように考えられました。

「酔不可露臥、令人面発瘡疱」(酔って外で寝てはいけない、顔にニキビができる)

　外で寝るほどお酒を飲めば、体内のバランスが崩れてニキビのひとつもできそうなものです。同様の引用が２種類みられることから、もしかしたら、大量の飲酒をたしなめる効果を狙っていたのかもしれません。
　『医心方』は全て中国語(漢文)で書かれていますので、後に読んだ人が行間に書き込みをしていることがあります。その一つで、本文の「瘡疱」の側に「和名　尓支美」とあります。「尓支美」は当時の読み方で「にきび」です。1000年以上前からニキビに悩まされていたなんて、平安貴族を身近に

感じることができます。

そばかすを治す方法（巻四　治面皯䵟方第十五）

　皮膚に生じる病変は、東洋医学でいう「風」という要素が悪さをすることによるものです。先ほど紹介したニキビも、「風」が関係しています。しかし、「風」が原因だといわれても、医学を勉強したことのない人にはちんぷんかんぷんです。そこで、日ごろの行動でその病気の原因となるものも、載せているのです。

　ここでは『養生要集』を引用しています。

> 「凡遠行途中逢河水、勿洗面、生鳥皯、如鳥卵之色斑也」（遠出する途中で大きな川があったとしても、顔を洗ってはいけない。そばかすができる。それは鳥の卵の模様のようである）

　川の水で顔を洗うとそばかすができるかどうかはわかりませんが、川の水は不潔なことが多いので、顔を洗わないにこしたことはありません。
　そばかすの治療薬には「杏仁」「李子仁」など、「仁」（植物の種の中の白い部分）を使ったものが多くみられます。これは「仁」の白さで顔を白くする効果を狙ったものでしょう。

赤ら顔を治す方法（巻四　治鼻齇方第十六）

　赤ら顔は現在は「酒さ」という病名で、鼻やおでこ、頬に赤みとほてりが生じ、進行するとぶつぶつとしたできものができ、さらに悪化すると鼻が醜く変形する病気です。
　この病気はお酒を飲んでいなくてもなるのですが、酔っ払っているように

みえることから「此由飲酒(これは飲酒が原因)」と書かれています。ここにも「和名　安加波奈(あかはな)」と書き込みがあり、平安時代から治療の対象とされる容貌だったようです。
　治療法は塗り薬や飲み薬の処方が7種類載っています。

顔の小さなできものを治す方法(巻四　治䬼面方第十七)
　始めに「䬼面」の説明があります。

> 「面皮上有滓如米粒者也」(顔の皮膚に澱があるような状態で、大きさは米粒大のもの)

　米粒大のできものとして、先に「治面皰瘡方第十四(ニキビを治す方法)」というのがありましたが、『医心方』ではできものの状態によって名称を細かく分けています。
　「面皰瘡」は白いもので、「䬼面」は皮膚に澱があるような、つまり境界が不明瞭なできものです。状態からみると「䬼面」は老化にともなって生じる脂漏性皮膚炎のようなものなのかもしれません。

色素異常を治す方法(巻四　治癜瘍方第十八)
　ここでは以下の説明があります。

> 「人頚辺及胸前腋下自然斑剥、点相連、色微白而円、亦有烏色者。無痛痒謂之癜瘍也」(首、胸の前、脇の下の斑点が剥がれて、その点が連なっている。色は薄い白で丸い。黒いものもある。痛みや痒みはない。これを癜

> 癧という）

　この説明内容と合う現代の病名をみつけることは難しいですが、デコルテ（胸部）から脇にかけて白や黒の斑点ができる状態です。
　これにもいくつかの塗り薬の処方が載っています。

白ナマズを治す方法（巻四　治白癜方第十九）

　病気の説明は以下のとおりで、これは尋常性白斑、いわゆる白ナマズのことです。

> 「面及頚項、身体皮肉色変白、与肉色不同、亦不痛痒、謂之白癜」（顔と首、体の皮膚が白く変色し、普通の肌色と違う色になる。痛みや痒みはない。これを白癜という）

　別の箇所には「此大難療（この病気は大変治りにくい）」ともあり、レーザーなどの治療機器がなかった時代には治療の難しい病気だったのかもしれません。ここでは塗り薬の処方と卵を使った占いが載っています。

あざを治す方法（巻四　治赤疵方第廿）

　先ほどは白で今度は赤い皮膚の変色です。病気の説明も似ています。

> 「面及身体及肉変赤、与肉色不同、或如手大、或如銭大、亦不痒痛、謂之赤疵」（顔と体の皮膚が赤く変色し、普通の肌色と違う色になる。あるも

のは手と同じくらいの大きさで、あるものはコイン大であり、痛みや痒みはない。これを赤疵という）

『千金方』から引用された治療に興味深いものがありますので紹介しましょう。

「用墨、大蒜、鱔血合和、敷之」（墨を使い、ニンニク、タウナギの血を合わせてあざに塗る）

これは滋賀県草津市に伝わる「墨灸」と似ています。「墨灸」は墨と漢方薬を混ぜて経穴（ツボ）に塗る方法ですが、ルーツはこのようなところにあるのかもしれません。

ホクロを治す方法（巻四　治黒子方第廿一）

　説明するまでもなくホクロのことです。治療には生薬の灰を使った塗り薬の処方が多く載っています。
　ここまで、何種類かの皮膚の病気に灰を使った治療法がありましたが、灰に肌を美しくする効果があるのでしょうか。現在でも非常に粒子が細かい火山灰などは、毛穴の汚れを取り除く効果があるとして、洗顔料などに入っていることがあります。また、灰はアルカリ性を示しますので、石鹸の代わりだったのかもしれません。灰を皮膚につけてすすぐと、細かい汚れが取れて肌が白く見えるので、美容に関する治療薬に多く使用されているのでしょう。

いぼをとる方法（巻四　治疣目方第廿二）

　「疣目」とは手足にできるいぼや魚の目、たこのことです。この治療法には、「牛に舐めさせる」だとか、「呪文を唱えながら箒で掃く」などといった眉唾ものの治療がいくつか載っていますが、注目すべきは『葛氏方』からの引用でしょうか。

　「作艾炷如疣大、灸上三壮」（もぐさを、いぼの大きさにし、灸を3回すえる）

　いぼや魚の目の上にお灸をすえる方法は、現在でも行われていますし、それなりの効果もみられます。ここは、今回取り上げる美容に対する治療の全てのなかで、唯一鍼灸の治療法が引用されている部分です。

瘢痕を治す方法（巻四　治瘡瘢方第廿三）

　ここには病気の説明がなく、いきなり治療法が載っています。12もの方法が載っていますが、脂と蜜を塗る2種類以外は全て、なんらかの白色のものを塗る方法です。そのなかには「胡粉を1日1回付ける」方法なども紹介されていますが、真っ白い胡粉を塗れば、色の薄いものなら隠すことができたでしょう。

腋臭を治す方法（巻四　治狐臭方第廿四）

　平安時代も腋臭に悩まされていた人は多かったようで、19種類もの治療法が載っています。そのなかには尿で脇を洗う方法もあります。

女性のシミを治す方法（巻二十一　治婦人面上黒皯方第二）
女性の顔のホクロを治す方法（巻二十一　治婦人面上黒子方第三）

「婦人」と書かれて分けられていますが、シミとホクロの原因は、上に紹介した部分と全く同じです。これは、項目をつくるときの基準にしていた『諸病源候論』にしたがったためです。

美人になる方法（巻二十六　美色方第二）

ここでは、美白と見た目を若々しく保つ薬の処方がまとめられています。

体臭をかぐわしくする方法（巻二十六　芳気方第三）

ここは、先に紹介した腋臭の治療とは違い、体臭を良い香りにする薬の処方が載っています。平安時代の高貴な人は、着物や髪に香をたきしめていましたが、楊貴妃などは香水などをつけなくても、えも言われぬ良い香りがしたといいます。かぐわしい体臭も異性を虜にする条件とすれば、巻二十六のこの二つの項目こそ、現代の美容の感覚に一番近いものなのかもしれません。

おわりに

平安時代の医学全書『医心方』における美容法をみてきましたが、悩むところは今も昔も変わりません。外見を美しく整えるだけでなく、それにより品位を保ち魅力を増すことができるのが美容法です。平安時代の貴族も私たちと同じような感覚で、いや、現代よりも方法が限られているぶんだけ、より強い気持ちで、美しさを求めていたことがわかります。

■脚注
1）『医心方』より前に『大同類聚方』『金蘭方』という医学全書がつくられましたが、現在残っているこの2書は、後世につくられた偽物という説が有力です。そのため『医心方』は現存する日本最古の医学全書となります。

■参考文献
『国宝　半井家本　医心方』オリエント出版社、1991年
沈樹農等校注『医心方校釈』上・中・下　学苑出版、2001年
望月学訓読　槇佐知子現代語訳『医心方　養生編　現代語訳』出版科学総合研究所、1984年
医心方一千年記念会『撰進一千年記念　医心方』医心方一千年記念会、1986年
小川鼎三『日本医学史要綱』1・2　平凡社、1974年
村澤博人『美人進化論　顔の文化誌』東京書籍、1987年
日本美容皮膚科学会監修『美容皮膚科学』南山堂、2009年
杉立義一『医心方の伝来』思文閣出版、1991年
槇佐知子翻訳『医心方　巻四　美容篇』筑摩書房、1997年

古典研究

『列仙伝』にみられる若返り術
古代のアンチエイジング

中吉 隆之　

『列仙伝』は後漢時代に成立したとされる仙人の伝記です。
その説話に描かれている若返りの方法は、今日のアンチエイジングにも通じているといえるでしょう。

● はじめに

　いつの時代でもいつまでも若くありたいと願うのは人の世の常といえるでしょう。古の時代から現代に至るまで、人は若さを保つための方法を求めてきました。

　秦の始皇帝は仙人の不死薬を手に入れるために徐市に童男童女三千人を与え、仙人を探させました（しかし手に入れることはできませんでした）。

　また唐代の皇帝や官僚は、不老不死の薬とされる丹薬を服用しました（しかし水銀中毒により急死したり苦死しています[1]）。

　一方、現代においてはどうでしょうか。

　「若返り」「アンチエイジング」をキーワードにしてネット検索してみると、「抗酸化作用、活性酸素の除去」「ミトコンドリアの活性化」「サーチュイン遺伝子の活性化」「カロリーリストリクション」などの若返り術の理論をみることができます。そして技術の進歩により、近い将来、不老長生が実現されるであろうと予測されています。

　本稿では、いにしえの時代、まだ不老不死とされる仙人の存在が信じられていた時代のアンチエイジングについて、『列仙伝』[2]から、古代中国の不老長生がどのように考えられていたのか、その一端をみていきたいと思います。

『列仙伝』における不老長生

　『列仙伝』は前漢の劉向の選と信じられていた時代もありましたが、今日では後漢頃に成立したと考えられています。説話のなかで仙人（不老長生）になるためのさまざまな技法が記されていますが、本稿ではそのうちの「辟穀」「服薬」「房中」「行気」「導引」について取りあげます。

　最初に取りあげるのは巻上の四・赤将子輿[3]の「辟穀」です。

「辟穀」

赤将子輿なる者は、黄帝の時の人なり。五穀[4]を食らわず、百草の花を噉らう。堯帝の時に至りて、木工[5]と為る。能く風雨に随いて上り下る。時時市中に於て、繳[6]を売る。亦之を繳父と謂うと云う。

　赤将子輿は黄帝の時代の人で、五穀を食べず、さまざまな草の花びらを食べていた。堯帝[7]の時代には弓矢や車、建築などの木材加工の官職にあり、風雨に乗じて空を上り下りすることができた。

　このように赤将子輿は黄帝の時代から黄帝の玄孫の堯帝の時代まで存在が確認され、空を飛ぶことができたといわれています。

　五穀を食べないとは辟穀[8]のことです。神仙術では穀物を食べると、体の中に粗雑で重い気が蓄積され、純粋な気が体内を循環するのを妨げ、寿命を縮めることになると考えられています。

　そこで、少しずつ穀物の摂取量を少なくしていき、穀物を摂取しなくてもよい状態になると体が軽くなり、空を飛べるようになるというのです[9]。しかし、効果はすぐに出てこないので、赤将子輿は体に良い薬草を食べていたようです。

　辟穀と似た方法で、脊髄小脳変性症という難病を克服した人物がいます。

大阪府八尾市の森美智代さんは20代で発病しましたが、現代医学による治療法もなく、「甲田療法(西式甲田療法)」と呼ばれる断食・生菜食による食事療法を実践しました。その結果、病気は完治し、現在では一日の食事は青汁1杯、藻からできたサプリメント、ビール酵母のサプリメントとビタミンCのみで、鍼灸師として活躍しています。

ある研究機関が森さんの腸内細菌を調査したところ、植物繊維を分解してアミノ酸をつくりだす細菌が普通の人の2倍、免疫力の指標の一つの「インターフェロンα」が4倍以上でした[10]。もしかすると仙人のように空は飛べないにしても辟穀と青汁で不老長生は可能になるのかもしれません。

次に挙げるのは『列仙伝』巻下の一・赤須子(せきしゅし)[11]にみる「服薬」による方法です。

> 「服薬」
> 赤須子(せきしゅし)は、豊(ほう)[12]の人なり。豊中世に伝えて之(これ)を見(み)る。云(い)う、「秦(しん)の穆公(ぼくこう)[13]の時(とき)、主魚(しゅぎょ)の吏(り)[14]たり」と。数(しばしば)豊界の災害(さいがい)・水旱(すいかん)を道(い)い、十(じゅう)に一(いつ)を失(しっ)せず。臣下(しんか)帰向(ききょう)し、迎(むか)えて之(これ)を師(し)とし、従(したが)いて業(ぎょう)を受(う)く。長(ちょう)ずる所(ところ)を問(と)うに、好(この)んで松実(しょうじつ)、天門冬(てんもんどう)、石脂(せきし)を食(は)らうと。歯落(お)ちて更(さら)に生え、髪堕(かみお)ちて再(ふたた)び出(い)ず。霞(かすみ)を服(ふく)すこと絶後(ぜつご)たり。遂(つい)に呉山(ござん)の下(もと)に去(さ)ること、十余年(じゅうよねん)、之(ゆ)く所(ところ)を知(し)る莫(な)し。

赤須子は豊の人で、豊に幾世にわたって姿をあらわした。しばしば豊の地の災害や大水・日照りを予言したが、外れることはなかった。松実、天門冬、石脂を好んで食すことにより、歯が抜け替わり、頭髪も生え替わったとあり、薬物を服用することで若返ったことが述べられています。

『列仙伝』とほぼ同じく後漢頃に成立したとされ、本草学の重要古典としてよく知られている『神農本草経』[15]には天門冬は上薬で、「久服、軽身、益気延年」とあり、五色石脂は上薬で、「久服、補髄益気、肥健不飢、軽身延年」と記載されています。『神農本草経』に松実の記載はありませんが、『列仙伝』巻上の六・偓佺（あくせん）や巻下の四・犢子（とくし）、十七・文賓（ぶんぴん）の説話でも松実は取り上げられています。

　ここでは薬物の効能を『神農本草経』から調べてみましたが、『列仙伝』と『神農本草経』の関係について、大形は次のように述べています。

> 『列仙伝』にみえる五十種の薬物のうち三十三種が『神農本草経』にある。この三十三種のうち『列仙伝』と完全に同一の名称をもつものが十五種。ほぼ同じとみてよいものが十三種ある。一方、同一物ではあるが全く名称を異にしているものは五種類しかない。また、『神農本草経』の上薬のほとんどが「久しく服さば身を軽くし、気を益し年を延ばす」といった仙薬であるが、この三十三種のうち上薬に相当するものは二十六種にのぼる。『列仙伝』と『神農本草経』の薬物を比較対照すると密接に関連していることがわかる。このことは両書の作者の薬物的知識および仙人に対する捉え方が似通っていることを示している[16]。

　次は仙薬として重要視されていた丹砂（たんしゃ）の服用に関するものです。巻上の三十四・任光（にんこう）、巻下の六・主柱（しゅちゅう）、二十一・赤斧（せきふ）にみられますが、ここでは赤斧[17]をみていきます。

> 赤斧（せきふ）なる者（もの）は、巴戎（はじゅう）の人（ひと）なり。碧鶏祠（へきけいし）[18]の主簿（しゅぼ）[19]為（た）り。能（よ）く水澒（すいこう）[20]を作（つく）

> り丹を練る。硝石[21)22)]と与に、之を服すること三十年にして、童子に反る。毛髪生じて皆赤し。後、数十年にして、華山[23)]に上り、禹余糧[24)]を取り、餌して之を蒼梧[25)]・湘江[26)]の間に売る。累世伝えて、之が手掌の中に赤斧有るを見る。

　巴戎は西南の周辺異民族の地の総称。赤斧は巴戎の人で、碧雞祠の帳簿係だった。よく水銀をつくり、丹を練って硝石とともに三十年間服用していると子どもに戻った。髪の毛が生えてきたが、全てが赤かった。
　このように赤斧は丹砂（還丹）と硝石を服用することで童子へと若返った。西暦四世紀初頭に成立した葛洪の著『抱朴子』は道教・神仙道の理論と実践についての解説書ですが、本書においては丹砂が最上の薬とされています。
　前述の大形は「丹砂の元に還る不滅の性質が「再生と不死」や「若返り」とつながるものとされた」と、次のように述べています。

> 丹砂すなわち硫化水銀は空気中で熱すれば水銀となる。水銀を沸点（三百五十六.七度）近くの温度で熱すると酸化水銀となる。これをさらに強く熱するとまた水銀に戻るのである。丹砂（硫化水銀）と水銀が可逆反応を起こすのではない。実際には酸化水銀と水銀の繰り返しである。しかし、酸化水銀は丹砂とよくにた朱色であり、外見上、区別できず、丹砂（硫化水銀）と水銀の変化が永遠につづくと考えられたのだろう。
> 　……鉱物薬は焼くと変化するが消滅することはない。ゆえに鉱物薬を体に取り込むことによって、体は変化するが消滅しない。つまり、化して仙人となり、不死に至る……この考え方は原始的な類感呪術そのものである[27)]。

次は巻上の七・容成公[28]の「房中」についてみていきます。

> 「房中」
> 容成公なる者は、自ら黄帝の師と称して、周の穆王に見ゆ。能く補導の事を善くし、精を玄牝[29]に取る。其の要は、神を谷いて死せず、生を守り気を養う者なり。髪白くして更に黒く、歯落ちて更に生ず。事は老子と同じ。亦云う、老子の師なりと。

　容成公は補導の術に精通しており、女性の精気を吸い取ることで、白くなった髪は再び黒くなり、抜け落ちた歯が生え替わった。そうしたことは老子と同じで、一説では老子の師であったともいう。

　補導とは房中術の用語で、精気を体内に導き入れ、精力を補い充たすことです。この場合は、男性が交接によって女性から精気を吸い取っているのです。

　房中術により若返るのは男性だけではありません。巻下の二十六・女丸[30]には以下のようにあります。

> 女丸なる者は、陳の市上に酒を沽るの婦人なり。酒を作りて常に美し。遇 仙人其の家に過ぎりて酒を飲み、素書五巻を以て質と為す。丸、開きて其の書を視るに、乃ち養性交接の術なり。丸、私かに其の文の要を写し、更に房室を設け、諸の年少を納れ、美酒を飲ましめ、与に止宿し、文書の法を行う。此くの如くすること三十年、顔色更まり、二十の時の如し。仙人、数歳にして復た来たり過ぎり、笑いて丸に謂いて曰く、「道を盗みて私する無し、翅有るも飛ばず[31]」と。遂に家を棄て、仙人を追いて去

> り、之く所を知る莫しと云う。

　女丸の家で酒を飲んだ仙人が酒代の質として『素書五巻』を預けたが、これは房中術の書であった。女丸はこっそりと、その文書の要点を書き写し、その方法を実践した。三十年後、顔色は二十歳のときのように若返った。これは女性が男性の精気を吸い取ることで若返ったのである。
　1973年に前漢の馬王堆三号漢墓から出土した現存する最古の房中術関連の書物に『十問』『合陰陽』『雑禁方』『天下至道談』があります。このうちの『天下至道談』は「・天下至道談」とのみ記した竹簡が失文のすぐ後に配されており、これが書名と考えられて、この簡を根拠として『天下至道談』と呼ばれている[32]のですが、そこでは次のように述べられています。

> 凡そ彼の身を治むるは、務め精を積むに在り。精贏（贏）れば必ず舎つ、精夬（缺）くれば必ず布（補）す、布（補）舎の時、精夬（缺）くれば之れを爲す。

　身を治めるには、その務めは精を積むことで、精が余れば必ず捨て、精が不足すれば必ず補い、補捨するのに、精が不足すればこの方法を用いる。
　このことから当時、すでに精の補瀉の考え方があり、それが応用されていたことがわかります。
　最後に、巻上の十七・彭祖[33]の「行気」「導引」についてみていきます。

「行気」と「導引」

> 彭祖なる者は、殷の大夫なり。姓は籛、名は鏗、帝顓頊[34]の孫、陸終氏の

> 中子なり。夏を歴て殷の末に至るまで、八百余歳なり。常に桂・芝[35]を食らい、導引行気を善くす。歴陽[36]に彭祖の仙室有り。前世[37]に禱りて風雨を請うに、輒ち応ぜざる莫し。常に両虎有りて、祠の左右に在り。祠り訖われば、地に即ち虎の跡有りと云う。その後、昇仙して去る。

　顓頊の孫の陸終氏の次男である彭祖は夏の時代を経て、殷の末年には八百歳を超えており、肉桂、霊芝を常食として、導引行気の法を行うことで不老長生だったことが書かれています。

　『神農本草経』には牡桂が上薬で「久服、通神、軽身不老」。菌桂が上薬で「久服、軽身不老」。赤芝・黒芝・青芝・白芝・黄芝・紫芝は上薬で「久服、軽身不老、延年神仙」の作用があると書かれています。

　「導引」とは「道引」とも記されるといい、『荘子』刻意篇には、次のように記述されています。

> 吹呴呼吸し、吐故納新、熊経鳥申するは、寿を為すのみ。此道引の士、養形の人、彭祖寿老なる者の好む所なり。

　「導引」は熊や鳥といった禽獣の姿形などをまねて行う体操のことだと理解されています。「熊経鳥申」とは熊が二本足で立って体をブルブルと揺り動かす様子で、鳥申とは鳥のように首をのばす。または空を飛ぶときに足をまっすぐ後ろに伸ばす姿と考えられています。これは「行気」と呼ばれる呼吸法と組み合わされています。「行気」の基本原理は「吐故納新」で、古い気を吐き出し、新しい気を入れることによって若さを保つという考え方にもとづくと大形は述べています[38]。

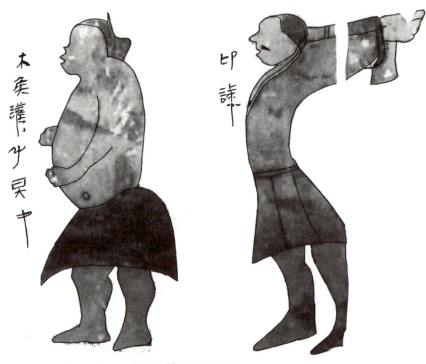

図1　馬王堆から出土した導引図[39]（一部を改変）

　「馬王堆」から出土した「導引図」(図1)には当時の導引の方法が図で描かれていますが、導引図をよく見ると、口をあけて身体を動かしており、これは行気しながら導引を行っていると考えられます。
　つまり身体を動かして気の巡りやすい状態をつくりながら清気（新しい気）を吸って身体の目的とする場所に清気を巡らせたり、身体に滞っている古い気を体外に吐き出すことにより身体の状態を整えているのでしょう。

おわりに

　以上、『列仙伝』に記されている古代のアンチエイジングについて述べました。

　古代においては穀物の悪い気が溜まらないように穀断ちをする、薬草、鉱物の薬効成分や特別な働きを利用する、天地の気や異性の体内の気を取り込む、体内の気を巡らせる等を行って若返ろうとしていたことがわかります。

　振り返って現在の状況をみても、食養生やサプリメントの服用、ヨガ、気功など同様のことが行われているのです。医学知識は進み、衛生状態や栄養状態も改善され、この数十年で人の寿命も長くなりました。その現代においても、さらに医学は止まることなく進歩し、不老長生のためにiPS細胞を用いた臓器再生や遺伝子レベルで治療する技術もあらわれ始めています。

　人がいつまでも健康で若々しくありたいと願い、若さを求めることは今も昔も何ら変わりがないようです。

■参考文献と注釈

1) 村上嘉実、「錬金術」、『道教』第一巻　道教とは何か、平河出版社、1983年、293～297頁。
2) テキストは正統道蔵本を用い、平木康平・大形徹、『列仙伝』、『鑑賞　中国の古典　第9巻　抱朴子・列仙伝』、角川書店、1983年を参照した。
3) 同上書、164～165頁。
4) 同上書、165頁の注に「五穀　五種類の穀物。麻・黍・稷・麦・豆をいう。麻の代わりに稲を数えることもある」とある。『素問・蔵氣法時論』王冰注には粳米、小豆、麦、大豆、黄黍(こうしょ)とある。
5) 同上書、165頁の注に「木工　古代の官名。天子の六工のひとつ。弓矢や車の製作、家宅の建築など、木材加工の仕事を掌る」とある。
6) 同上書、165頁の注に「繳　いぐるみ。矢に糸をつけて鳥を射る狩猟の道具」とある。
7) 尭は黄帝の玄孫にあたる。黄帝の時代から尭帝の時代に生存していた事になる。
8) アンリ・マスペロ・川勝義雄、『道教』、平凡社、1978年、19～21頁では辟穀について以下のように説明している。人の体には三虫（または三尸）が生まれる前から身体の内部におり、人に与えられた寿命を減らそうとする。この三虫は穀物の精から生まれ、穀物を滋養とするので、三虫を絶やすための方法として穀物を絶つ「辟穀」がある。
9) 平木康平・大形徹、前掲書、166頁。
10) 森美智代、『「食べること、やめました」1日青汁1杯だけで元気に13年』、マキノ出版、2008年、112～134頁。
11) 平木康平・大形徹、前掲書、264頁。
12) 同上書、265頁の注に「豊　陝西省、西安市の西。周の文王が都を置いた地」とある。周の文王は中国古代、殷末の周の王で、後世、儒家から理想の君主とみなされた。
13) 同上書、247頁の注に「秦穆公　在位、紀元前六五九～六二一。周代の侯国、秦の第九代君主。春秋の五覇の一人」とある。春秋時代諸侯たちは権力のなくなった周王を表面上尊重しながらも、互いに盟約を結んで有力諸侯を盟主として、その指導下に政治的あるいは軍事的に団結した。その盟主の最も有力な者を覇者と呼んだが、五覇はその代表的盟主の総称。斉の桓公、晋の文公、楚の荘王、呉の闔閭(こうりょ)、越の勾践(こうせん)の5人とされる。呉、越の代りに宋の襄公(じょうこう)、秦の穆公を入れる説もあり、一定していない。
14) 同上書、265頁の注に「主魚吏　魚類を管理する役人」とある。
15) 森立之、『神農本草経』、文祥堂書店、1933年。
16) 大形徹、「『列仙伝』にみえる仙薬について：『神農本草経』の薬物との比較を通して」、『人文学論集』第6集、1988年、61～62頁。
17) 平木康平・大形徹、前掲書、318～319頁。
18) 同上書、320頁に『漢書』に「宣帝の時代、益州（雲南省）に金馬・碧雞の神がいるといわれた」とある。『漢書』の注は「金は形が馬に似、碧は形が雞に似る」という。おそらく、馬の形をした金塊と雞の形をした碧玉を神体としてあがめたのであろう」とある。
19) 同上書、319頁の注に「主簿　文書帳簿を管理する官。役所以外に寺院にも置かれた」とある。

20) 水澒とは水銀のこと。「澒」は水銀。
21) 平木康平・大形徹、前掲書、319頁の注に「硝石　消石。または、朴消、朴消石」とある。硝石は炭酸カリウムを硝酸に溶かして得られる、無色の結晶。天然には硝石として産出。黒色火薬・マッチ・花火・肥料などに利用。
22) 同上書、320頁に「「消石」は結晶硫酸マグネシウムで、「之を錬りて膏の如くし、久しく服さば身を軽くす」とされる。「朴消」は含水硫酸マグネシウムで、「錬餌して之を服さば、身を軽くし、神仙たり」と述べられる。陶弘景は硝酸カリウム（一般にいう硝石）が真の硝石だという。いずれにしても仙薬である」とある。
23) 華山　陝西省南東部、秦嶺山脈中の山。中国五岳のうちの西岳。
24) 平木康平・大形徹、前掲書、319頁の注に「禹余糧　褐鉄鉱の殻の中に乾燥した粘土塊、小石、砂などがあるもの」とある。褐鉄鉱は鉄鉱石の一種。鉄銹と同じ成分。
25) 同上書、319頁の注に「蒼梧 広西省。漢に蒼梧郡がある。古の天子、舜の崩じた地の近くとある。
26) 同上書、319頁の注に「湘江　湖南省一帯。洞庭湖にそそぐ湘江からの呼び名」とある。洞庭湖は湖南省北部にある中国第2の淡水湖。
27) 大形徹、『不老不死　仙人の誕生と神仙術』、講談社、1992年、152頁。
28) 平木康平・大形徹、前掲書、172～173頁
29) 同上書、173頁の注に「玄牝　神秘的な女性」とある。女性のことである。
30) 同上書、332～333頁
31) 同上書、333頁に「仙道を盗んでも欲のないことよ、これでは羽があっても飛ばんわのう」とある。
32) 大形徹、「馬王堆房中書の書誌学的考察：十問・合陰陽・天下至道談を中心として」、『人文学論集』第28集、大阪府立大学人文学会、2010年、23～44頁。
33) 平木康平・大形徹、前掲書、198～199頁
34) 中国古代伝説上の帝王。五帝の一。黄帝の孫。
35) 平木康平・大形徹、前掲書、199頁の注に「桂・芝　肉桂と菌芝類。ともに仙薬」とある。
36) 同上書、199頁の注に「歴陽　安徽省歴陽県の地」とある。
37) 前の世。昔
38) 大形徹、『不老不死　仙人の誕生と神仙術』、講談社、1992年、192～193頁。
39) 傅挙有・陳松長編著、『馬王堆漢墓文物』、湖南出版社、1992年。導引図の二人は口を開けて呼吸法を実践しているところがよく分かる。

初出
中吉隆之、「古代文献にみられる若返り術」、『東洋医学鍼灸ジャーナル』vol. 126、緑書房、2012年、60～63頁。

教 育

鍼灸美容の教育とその課題

鍼灸美容を志す方々が、どのようなことを学習すべきかを示唆すべく、鍼灸美の現状と鍼灸美容のあるべき姿を教育の視点から解説しました。

西村 理恵　*Rie Nishimura*

はじめに

　本稿では、鍼灸美容を提供する施術者を対象に行われた2012年11月～12月のアンケート[1]結果に基づいて、鍼灸美容の教育について検討していきます。

　このアンケートの結果は、鍼灸美容を実施する鍼灸師の経験に基づく生の声と、そこから鍼灸美容の課題を見いだすことができました。それを基に、現在の鍼灸美容の教育の課題を明らかにし、そこから教育されるべき内容やその理由などを検討したいと思います。

　鍼灸美容に興味をもたれるすべての方に参考になれば幸いです。

鍼灸師の提言—施術者のアンケート結果—

　当アンケートは、関西で鍼灸美容の提供をインターネット上で標榜する施術者に対して行われたものです。当アンケート項目の一つに、鍼灸美容を将来的に行いたい学生、学習中の施術者に向けた自由記述の設問があります。

　この結果から、実際の臨床に基づいた、施術者の鍼灸美容に対する見解と課題が浮き彫りにされ、これを紐解くことで、教育によって解決すべき要素を見いだすことができます。

　なお、当アンケート全体の回収率は80％（対象150件中回収120件）で

あり、また当該項目は、自由記述方式でありながらも66％の回答率があり、施術者の鍼灸美容および鍼灸全体に対する関心と思いの強さがうかがえました。

アンケートの自由記述の内容は、①「**施術者に必要なこと**」②「**美容目的の鍼灸とは**」③「**美容目的の鍼灸に関する問題点**」④「**美容目的の鍼灸に対する期待**」についてです。

① 「**施術者に必要なこと**」において最も多かった意見は、「技術、知識はあって当然、マナー・コミュニケーション能力がより大事」というものでした。これは、知識・技術は最低限必要なものであり、接客のスキルとしてのマナー・コミュニケーションの重要性は、逆に技術・知識だけでは足りないことを示唆しているといえます。

美容とは、満足度に際限をつけるのが難しい分野です。一方、施術料金において、一般鍼灸施術よりも高額に設定されている傾向があり、受療者はなんらかの付加価値を期待すると考えられます。

その付加価値とは、施術環境、付加サービス、そして施術者の対応などに求められます。あくまでも付加価値としてであるため、美容の知識・技術を持ち合わせていることが前提となります。マナーやコミュニケーションは、施術者としての個性や差別化を図るポイントでもあり、満足度を高める効果を期待できることからも、習得の重要性は大きいといえます。

② 「**美容目的の鍼灸とは**」については、それぞれの施術者が鍼灸美容というものをどのように捉えているか、をみることができました。

「美容は身体の健康に基づくものであるため、身体のケアが必須である」という多くの意見に対し、「クライアントは即効性を求める。身体から健康にという考えは、ある意味施術者のエゴであり、必ずしも即効性が与えられず、受療者のニーズに合わない可能性がある」といった正反対の意見もありました。

個々の受療者のニーズに合わせればよいという考え方もあるかもしれませんが、受療者によって対応を変えるのではなく、自らの施術に信念と一貫性をもたせる必要があると思われます。

③**「美容目的の鍼灸に関する問題点」**では、「経験の少ない鍼灸師が、身体の施術技術の低い状態で、顔だけを施術対象にして鍼灸美容と称している」といった意見に集約されています。

ここには大きく、教育不足と未熟さが見いだされます。知識・技術不足だけでなく、鍼灸美容に対する意識不足が多く示唆されています。

身体の愁訴を目的とした一般的な鍼灸臨床を基礎として、その上に成り立つべき鍼灸美容というものの概念の捉え方に対する未熟さが原因であると感じられました。

しかし、対象となる局所(たとえば顔)だけを施術する知識と技術しかもち合わせていない、その局所に関する知識と技術さえ不足しているという意見もありました。

まずは身体の一般的な臨床施術を習得し、そのうえで美容の施術を習得するという必要性が強く訴えられています。そういった意識は経験者でないと気づきにくい可能性があるため、教育者の意識づけの指南に期待される要素なのではないでしょうか。

④**「美容目的の鍼灸に対する期待」**においては、「美容のための鍼灸施術が一般的な鍼灸のニーズへの窓口となることを期待する」「鍼灸師の仕事の幅を広げることができる」といった、建設的な意見がみられました。

実際に、鍼灸美容で初めて鍼灸を体験し、その後身体の継続的なケアとして活用するようになる受療者が多いと聞きます。いきなり身体のケアに鍼灸を提示するのではなく、美容のケアを通じて鍼灸治療にはさまざまな効果があることを知ってもらう。意図せずともそのような展開になることが多いようです。身体の愁訴に対応できることの重要性を述べましたが、

こういった背景も一つの理由です。

鍼灸美容の教育の基礎にあるべきもの

鍼灸美容を学ぶに当たり、どういった意識をもつ必要があるのか、前述のアンケート結果も踏まえて考えてみましょう。

（1）学際領域としての鍼灸美容

鍼灸美容に必要な学習内容を検討する際に、学問としての鍼灸美容という分野が学際領域にあるということを意識する必要があります。学際的とは、対象が複数の学問領域にわたるという意味です。

一般の鍼灸施術においても、教育（養成）機関（以下教育機関に統一）において、東西両方の観点から、解剖・生理、病理学に始まり、各論、臨床論などの応用を学習していきます。教育機関によっては、栄養学や心理学も学習します。基礎的な解剖・生理学などは、臨床に応用を効かせていく際にも必要な知識となります。

また施術に直接的に必要な内容だけでなく、プラスアルファの施術や何らかのサービスなどの付加価値をつけたいのであれば、受療者のニーズに影響を与えていると思われる要素を広く網羅的に学習する必要があります。

一般的な施術においても、鍼灸は十分学際領域の学問といえますが、「美容」はさらなる複雑さをはらんでいます。より美しくありたいと思う背景や、そもそもどのような状態が美しいといえるのかなど、美容にはさまざまな社会的側面、文化的側面が存在します。

また鍼灸美容の適応・不適応（ときに要・不要）を考える際に、代替（あるいは本命）の美容法を知っておく必要もあります。そういった観点で、鍼灸美容は図1にみられるような、多岐にわたる学際科学であるとされています[2]。

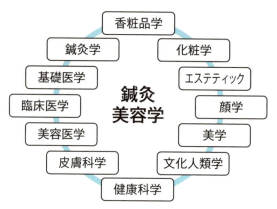

図1 多岐にわたる学際科学である鍼灸美容学

表1 顔学の体系
　　文献3）からの引用

顔の哲学	顔の社会学
ヒトはなぜ顔にこだわるのか 　顔のもつ意味 　自己存在としての顔	顔と職業・社会的地位 　顔による社会的差別 　化粧の時代変遷と文化
顔の心理学	顔の演出学
顔と心・感情・性格 　顔の認知・印象・記憶 　精神疾患と顔	メークアップと顔、顔の魅力 　眼鏡などのアクセサリーと顔 　表情・しぐさの演出
顔の生理学・医学	顔の美学・芸術
顔の解剖と生理 　顔・表情認知の精神機構 　美しい顔への矯正医学	絵画・彫刻における顔 　仏像・能面・人形における顔 　演劇における顔
顔の進化・遺伝・成長学	顔のコミュニケーション学
ヒトへ至る顔の進化 　親から子への顔の遺伝 　顔の成長と老化、顔の復元	対人場面における顔の役割 　偽りの表情と自然な表情 　言語行動と顔
顔の地理学	顔の情報学・工学
顔の世界地図 　東洋・西洋・南方・北方系 　日本人の顔のルーツ	顔のパターン認識・個人識別 　顔のアニメ・ゲーム・似顔絵 　顔をもつコンピュータ・通信

とくにここに登場する「顔学」は、さらに学際的な学問領域として発展しています[3]（表1）。顔学だけでもとても幅広い学問であることがわかりますが、これらを学習することは受療者のニーズを理解し、それに応えることにつながります。

（2）美容の特異性を考える

鍼灸施術では、愁訴が改善することで満足を得られますが、美容では、その満足感に際限がないことがあります。その心理状態は、美容に特化したものであると思われます。また、「多少費用を要しても……」「何歳になっても……」というのが、美容の特徴であると思われます。これらのことを、「料金を高く設定できる」「マーケットが広い」と捉えるのではなく、美容の特異性と捉え、なぜそういった心理になるのかを深く追究していく必要があります。美容の特異性を理解するためには、やはり、学際的な学問であることを認識しなければならないでしょう。

（3）統合医療（美容）としての鍼灸美容

これまで主に学習する際の意識として提案しましたが、ここでは、とくに施術をする際に意識したいことを述べます。「統合医療」という言葉がありますので、同様の考え方から「統合美容」を考えてみたいと思います。

疾病の臨床分野においては、「統合医療」という認識が広がりつつあります。患者さんの治療の選択肢として、現代医学だけでなく、補完・代替医療も考慮し、患者さんにとって最適なケアを提供するものです。美容の分野でも同様に考えることができます。また、そのように考えなくてはならないと思います。

世間では「美容鍼灸」等の言葉ばかりが先行し、「鍼灸で美容効果が出せる」という状況が転じて、「美容分野に鍼灸が参入できる」という発想に

なっている感があります。あくまで意識したいのは、鍼灸「でも」美容効果を出せる要素があるという認識です。

　鍼灸施術が、エステティック等のすでに存在している他の美容ケアに取って代わるものではないのです。統合医療においても、補完・代替医療は、さまざまなケアを検討した結果、最も適切と判断された際に初めて採用されるものです。美容においても、目的に最も適したケアを提供すべきです。鍼灸よりも適切な方法があるのにもかかわらず、鍼灸施術を最優先すべきではないのです。

　受療者のニーズによっては鍼灸よりも適したケアも存在するであろうし、その際には、他のケアを勧められるだけの知識も求められます。反対の言い方をすれば、鍼灸による美容は、美容皮膚科やエステティックなどのケアでは実現できない場合や、鍼灸のほうがより有効であると思われる場合に用いられるべきです。それは最適なケアを提供すべきという意義だけでなく、「他のケアを勧めない」という状況を「他のケアの知識がない」と受療者に捉えられかねないことも知っておきたいことです。

鍼灸美容に必要な教育内容

　前述の内容を踏まえて、鍼灸美容を実践するために必要な要素を整理したいと思います。

（1）必要な知識
①鍼灸美容のニーズとなる美容上の悩み
　鍼灸の適応、不適応を考える以前に、一般的に、美容上、どのようなことが悩みとして考えられているかを知る必要があります。

　部位だけでも、顔以外に、体型に関する悩み[4)〜6)]、髪に関する悩み[7)]も、

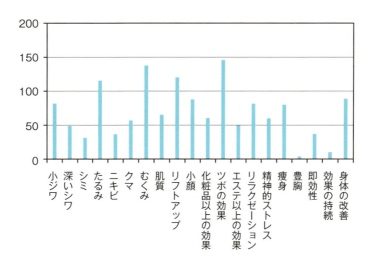

図2　一般女性を対象に、「美容のための鍼灸と聞いて効果があると感じるもの」として質問した場合の回答結果。

鍼灸美容の対象として認知されているようです。

顔だけでも、シワ、たるみ、吹き出物など多岐にわたります[8]（図2）。

また、明るい表情になりたいなどの抽象的なリクエストもあるかもしれませんし、アトピー性皮膚炎や脱毛なども、美容的に改善したいというのであれば、鍼灸美容の対象と捉えることができるでしょう。

②**美容目的部位の解剖・生理**

鍼灸施術の対象部位は、顔だけでなく、髪、身体と、全身の可能性があります。それぞれの解剖・生理を知ることは、安全に施術するため、また鍼灸の治効メカニズムを有効に活用するために必須の知識です。

顔面の皮膚の解剖・生理を理解することで、顔の皮膚が非常にデリケートであることも理解できます。刺鍼のためのエタノール消毒がしみやすい

こと、前揉法・後揉法などの圧の強さに気をつけなければならないことも、しっかり理解したうえで施術に臨むようにします。

③美容トラブル各論

　鍼灸美容の各目的に関して、それぞれ改善したい状況が起こってしまった原因を知る必要があります。原因を知って初めて最適なケアを判断できます。そして、鍼灸が適しているのであれば、鍼灸のどのようなメカニズムを用いるべきかを判断し、施術が可能になります。

　たとえば、生活習慣を改善するだけで解決するトラブルもあるかもしれません。その場合は無理に鍼灸施術をするより生活指導をすべきです。とくに身体の不調から美容のトラブルを起こす場合は、身体もケアできるという点では鍼灸の適応となるはずです。

　また、ときに鍼灸で改善しないだけでなく、悪化するトラブルもあります。そのリスクを回避するためにも必要な知識です。

④鍼灸以外の美容法

　これまでの「統合美容」の考え方から、最適のケアが鍼灸なのかを判断するために、鍼灸以外のケア方法を知識としてもっておく必要があります。

　これらの情報は、日々変化しています。常に最新の情報を取り入れる努力が求められます。その際に、科学的根拠の乏しい情報に踊らされない注意も必要です。

　その判断にはやはり、解剖・生理の知識が土台になります。情報の適否は、自らの知識で判断したいものです。

⑤エステティック学の教科書を参考に

　エステティックの業界では、統一試験が設けられており、そのための標準

表2　エステティック学の学習内容

○エステティシャンの学習内容
・生命活動とホメオスタシス
・解剖生理学（全身）
・皮膚科学：美容上大切な皮膚の働き、肌の美しさを損ねる要因、
　さまざまな肌状態、肌と環境、肌分析
・栄養学
・化粧品学
・エステティックカウンセリング
・運動生理学
・エステティック機器学
・エステティック概論
・関連法規
・公衆衛生・衛生管理
・サロン経営学
・接客マナー
・救急法
（参考文献9より引用）

教科書が存在します[9]。その内容は表2にみられるとおりです。実際、解剖・生理学などは、東洋療法学校協会の教科書レベルの内容ではありません。エステティックによる美容とは施術の方向性が全く異なるという方もいるとは思いますが、エステティシャン必須の科目にどのようなものがあるのかを把握するだけでも意味があります。

⑥美容全般の最新情報

美容の施術を希望される方は、美容の情報に敏感で、自ら情報収集に努めています。過剰な情報もありますが、施術者のもつ情報量があまりにも乏しいと、その受療者の信頼を得ることは難しくなります。

また前述のような、鍼灸よりも適したケア方法がある場合があります。で

きる限り最適な提案ができるようにします。

（2）身につけるべき技術
①痛み、内出血のない刺鍼
　鍼灸美容となると、毫鍼を用いない方もあるかもしれませんが、毫鍼を用いる場合は、顔面部に刺鍼する機会が増えます。

　痛みや内出血は、顔面にとっての大きなリスクです。顔面用に短くて細い鍼がメーカーから提供され、痛みのリスクも軽減されました。それでも、粗雑に扱えば痛みや内出血は生じます。全身への刺鍼もリスクは少ないことに越したことはありません。

②女性に、顔に、触れる技術
　男性の鍼灸美容の受療者が増えてきているという話も聞きますが、大半は女性です。美容はとくに女性という性差が強調されやすくなります。さらに顔を施術部位とする場合、一般の施術以上に気遣いが必要になります。身体の愁訴に対する施術であれば、その愁訴を改善するためならある程度のことは受療者も許容すると思われます。なぜなら、そのままではQOLに問題があるからです。

　一方、美容というのは、悪化したQOLを改善するものではなく、プラスアルファの要求です。よって、不快感をともなう施術は避けられると思ってよいでしょう。不快でも効果があればかまわないのではという考え方もありますが、快適な施術を提供できる施術者がいれば、そちらが好まれます。

　また顔に施術する際は、顔面への触れ方がとても重要です。

　顔面神経麻痺や顔面痛を改善する施術と、美容の施術とで、同じような触れ方をすべきではありません。顔面は非常にデリケートであり、傷つきやすくもあり、感覚も敏感です。

触れる際の圧、触れる施術者の指先のなめらかさ、触れ方のなめらかさ、指先の匂いなど、愁訴改善のためなら許容できることも、美容目的となると、ストレスと感じとられかねません。美容に特化した要素が強い部分であると思われます。

③鍼灸以外の美容技術

　知識としての必要性はこれまでに述べましたが、技術を身につけておくことも必要でしょう。矢野らのアンケートにおいても、72％がエステティックを、45％がアロマテラピーを併用している現状があります[1]。

　多岐にわたる施術を一人で習得する必要はないかもしれませんが、他の施術者との差別化の意味や、相乗効果が期待できるなどの利点は期待できます。

　また鍼灸に対して恐怖心をもつ受療者もいますので、リラックスしやすい施術を提案していく工夫を取り入れてもよいと思います。

④身体の不調を改善する技術

　これは施術者のアンケートでも非常に多かった意見です。すでに述べましたが、鍼灸美容はエステティックなどの既存のケアにとって代わる施術ではありません。鍼灸だからこそ可能な美容を提供すべきです。その点からやはり、身体を鍼灸でケアできることが必須になります。

　顔などの局所のトラブルであっても身体の不調が原因であることが多々あり[10]、そういった身体のトラブルを改善することで、局所のトラブルが改善するというのは、東洋医学にみられる基本的な考え方であり、それこそ鍼灸だからこそできる美容といえるのです。

（3）付加価値として
①マナー・コミュニケーション能力

　アンケート結果でも、その必要性が強く指摘されましたが、マナー・コミュニケーション能力は美容ではとくに大切です。

　一般的な施術においても、社会人としては必要な要素ではありますが、一般的な施術よりも美容は高めの料金設定であり、受療者も、一般的な施術以上の要素、付加価値を求めています。その一つがマナー・コミュニケーション能力であり、またその能力があることで、受療者のニーズにも気づきやすくなると思います。熟達したマナー・コミュニケーションによる心地良さは、プラセボ効果につながってもおかしくありません。

②さまざまなサービス

　施術とともに、化粧品の販売や、飲み物のサービスなどを提供するところもあります[1]。付加価値としてのサービスと考えてもよいのですが、そういった商品やサービスにこだわりやテーマをもつことで、個性を出し、他の施術者との差別化を図ることができます。

　またこういったサービスの例としては、直接的な接遇・サービスだけでなく、施術環境にもその要素を見い出せます。リネンやインテリアへの工夫も必要な要素です。

（4）臨床、研究の実態

　鍼灸美容の技術は、講習会などのさまざまな機会で知ることができます。ただし講習会によっては、内容が主催者個人の見解によるものであること、技術は見よう見まねだけで即習得できるものではないこと、背景にある理論を理解することの必要性など、受講側は自分なりの目的意識を明確にして臨むべきだと思います。

一方、研究の実態は、学会への参加や学会誌などの学術雑誌で把握できます。最新の研究を知るということも大事ですが、それらの研究結果は、学術的に検証されたものであるという情報の重要度が、一般的な講習会とは異なります。

（5）トラブル・リスクマネージメント

トラブルやリスクはできる限り避けなければなりません。どのようなトラブルやリスクが起こりうるかを検討し、そのための対策をあらかじめ用意しておく必要があります。内出血や痛み、効果がないなどの施術に直結したトラブルだけでなく、対応が悪い、料金が高いなどの苦情もあるかもしれません。

できるかぎり多くのトラブルやリスクの設定を行い、対応の仕方を決めておきます。ある程度のことに対しては、同意書があったほうがよいでしょう。

ただし、同意書は責任回避を目的にすべきものではありません。あまりに慎重になりすぎて同意書に多くの項目を盛りすぎると、かえって受療者に不安感を与える恐れもありますので、バランスが大切です。

● 鍼灸美容教育の環境と方法

教育されるべき内容は前述のとおりですが、実際、どのような環境、方法で教育がなされるべきなのでしょうか。

（1）教育の場

一般の鍼灸臨床では、基礎を卒前に教育機関で学び、卒後、臨床現場で臨床応用能力を身につけていくのが現状ですが、美容においては、卒前に基礎

教育を必ずしも享受できる機会が整備されていません。技術講習会などに参加する場合でも、基礎のないまま、卒後、いきなり臨床応用に臨む状況です。基礎を学習できる教育機関での教育環境の整備が急務です。

さらに、鍼灸美容の教育は学際的に行われる必要がありますが、教育者の知識や技量だけでなく、十分な学習時間も要することを考慮すると、大学での教育が望ましいと考えられます。学習時間に制限がある専門学校では、時間外の選択授業として実施したり、応用実習を選択制にして導入したりという工夫がなされています。

教育機関以外で行われる、一般の施術者による講習会等は数多く存在していますが、総合的な学習ができず断片的な知識や技術を獲得するにすぎないことを受講側も認識する必要があるでしょう。また講習会の内容は、講師となる施術者個人の経験や考え方によるものですので、信憑性など、受講側が自己責任で判断することになります。

（2）教育方法

教育機関で鍼灸美容の教育が行われている場合でも、その学習内容にはおそらくバラツキがあると思われます。基礎の教育は、一教育者の考えに偏ったり、内容に不足があるのは好ましくありません。学術的に根拠のある内容で、かつ知識を幅広く網羅した教科書たる教材が必要です。

エステティックの業界では、協会をつくり、教育の質の統一・向上と一定の信頼を図るため、センター試験を設けています。先述の教科書は、その試験のための標準教科書です。鍼灸美容も、一定の質の担保のためにも、基礎については教科書の整備が必要と思われます。教育機関での教育が得られない場合にも、独学の助けとなります。

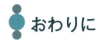
おわりに

　鍼灸美容の分野にかかわらず、教育を行う者は、その教育効果に責任をもたなければなりません。鍼灸美容の教育が十分になされ、鍼灸全体の質や価値が高まることを期待してやみません。

■参考文献
1）矢野 忠、桑原理恵、『一般女性と施術者の双方からみた"「鍼灸美容」の現状"［後編］施術者を対象としたアンケート調査』、医道の日本、72(10): 195 〜 203, 2013年
2）矢野 忠、西村理恵、安野富美子、『美容鍼灸の現在と未来〜「美容鍼灸学」の構築に向けて〜』、現代鍼灸学、14(1), 29 〜 46, 2014年
3）原島 博、『顔学への招待』、岩波科学ライブラリー、62, 88 〜 108, 岩波書店, 1999年
4）中村真理、『バストアップ　中医弁証論治による美容鍼灸（特集　美容鍼灸）』、医道の日本、70(5), 45 〜 53, 2011年
5）平田麻由美、他、『耳介刺激と減量効果「体重日記」記録による検討』、東洋療法学校協会誌、19, 109 〜 114, 1995年
6）鈴木 聡、森 和、『美容鍼灸の基礎的臨床的研究　低周波経穴刺激療法の美容痩身効果について』、日本心体美学会誌巻、2(1), 116 117, 2007年
7）折橋梢恵、他、『新しい美容鍼灸　美髪鍼』フレグランスジャーナル、2012年
8）矢野 忠、桑原理恵、『一般女性と施術者の双方からみた「美容鍼灸」の現状［前編］一般女性を対象としてアンケート調査』、医道の日本、72(9): 176 〜 1185, 2013年
9）『新エステティック学―理論編Ⅰ〜Ⅲ』、一般社団法人日本エステティック協会、2010年
10）高野道代、丸茂栄士郎、田口辰樹、『美容の悩みとその関連性について』、全日本鍼灸学会学術大会抄録、62, 185, 2013年

教育

鍼灸美容の理論と教育

鍼灸分野における美容のあり方、今後の取り組みを含め、なぜ鍼灸美容理論と教育が大切なのかを現代・東洋医学的理論をもとに解説しています。

高野 道代　*Michiyo Takano*

 ## はじめに

"鍼灸美容"という分野(用語)は、鍼灸における新たな開拓の光になるのではないかというのが筆者自身の一つの想いでした。高齢化の進む世の中で、「予防」「健康維持・増進」につながる最も重要視すべき内容を踏まえており、「人を明るくし元気にする」ものであると思うからです。

筆者自身、教員という立場で、この"鍼灸美容"という分野を良いかたちで広げること、多くの方々に効果・良さを実感してもらうための施術の考案をすること、そしてそれらを提供する人材の育成をすること、これらを自らのテーマとして、健美鍼灸の理論[1)～3)]、教育、技術の確立を目指し、実践してきました。本稿ではその一部を紹介します。

 ## 新たな開拓の光

「美容」や「美」という言葉は、女性を中心に大きな関心をもつものであり、その言葉がもつイメージは市場に賑わいや明るさを与えてくれます。つまり、とても魅力的な言葉ということです。

鍼灸治療を受ける患者さんは、何らかの症状、苦痛をもっているというイメージでした。そこに、新星のごとく"鍼灸美容"が取り上げられたわけです。

「美容」という言葉が付加されたことにより、新たな受療層を生むかたちとなりました[4), 5)]。

鍼灸美容理論の構築

鍼灸美容をより良いものとして広げるためには、まずは鍼灸の知識と技術が必要となります。確かな理論、確かな技術を習得しないと、鍼灸の効果は発揮されません。

「鍼灸学術スキル＋美容知識スキル＋ホスピタリティスキル」の3要素を獲得してこそ、美容としての鍼灸治療を最大限に発揮できると考えています。

ただ単に美容に効くツボを覚え、そこに痛くない鍼さえすればよいというものでないことを肝に銘じておく必要があります。

そこで、伝統医学である中国医学に則り、「健康」と「美容」を目的とした"健美鍼灸"として活用できる理論体系を基盤とし、教育、臨床にいかせるものとして『疏通経絡健美(美容)法』[1)～3), 6), 7)]が考案されました。

疏通経絡健美法[1)～3), 6), 7)]

『疏通経絡健美法』の内容は以下のようになっています。
1．美容に対する鍼灸の役割
2．美容を一つの目的にするからこそ必要な知識
3．一定の効果、体質を考えた健美鍼灸施術、疏通刺法
4．中医理論を基盤とし体質を生かした健美療法
5．ホスピタリティとリスク管理
6．情報の集積(カルテ、効果の評価方法など)

7．指導（施術後管理、セルフケアなど）

このように鍼灸施術の手技だけに特化するのではなく、現在多くの鍼灸美容の施術方法があるなかの一つとして"健美鍼灸"を紹介しています。

1．美容に対する鍼灸の役割

「美容」を『広辞苑』で引くと「美しい容貌」「容貌・容姿・髪型を美しくすること」「美粧」とあり[8]、多くは外見的なものを示しています。外見的な美しさとはどこからつくられるのでしょうか。

美しさを獲得するためのアイテムは世の中にたくさんありますが、結局、最終的に行き着くところは、美しさを保つための基盤となっている内面的な要因である心身の「健康」なのです。

東洋医学では、二千年以上前からこのような考え方が基本であり、『健美互根』という言葉で表現されています。

「美容」を悩みとする場合、疾患によるものもありますが、多くは心身のバランスが崩れて生じます。

普段の生活習慣の積み重ね（食事、睡眠、生活環境など）により心身のバランスが崩れ、気血津液の不足・停滞、臓腑に影響し、さまざまな症状が生じてくることがあります。その結果、東洋医学の「未病」「未病治」という考え方が美容の分野にも生かされます。

鍼灸師は、疾患を診て治療をするということはもちろんですが、「未病」に対し心身の調整をするエキスパートでなくてはなりません。

以上のことから、美容に対する鍼灸の役割は、心身の健康・美容両面のトータルサポートといえると思います。

2．美容を一つの目的にするからこそ必要な知識（鍼灸美容理論の確立）

　美しさを求めるためには健康が基盤だから健康面だけに注目すれば良いのでしょうか？　もちろん、健康維持を目的に心身の調整をすることは間違いなく美しさにつながることでしょう。

　しかし「美しさ」を求めてくる受療者は、施術後、変化を体感・実感し、目で見てわかることを期待し「鍼灸」に足を運ぶのです。ですから、美しさを体感・実感できる一定の効果のある鍼灸施術の提供が必要になります。

　また美容の悩みの原因である現代医学的な美容基礎理論を学ぶことが受療者の悩みを把握することになり、鍼灸施術を進めるうえでも重要な鍵となります。

　一定の効果のある施術とは、現代医学的な理論に基づき心身・美容変化（心身の健康と美しさにつながる変化）が得られる施術、そして伝統医学的な理論に基づき心身・美容変化が得られる施術であり、それらは現代医学・伝統医学ともに基礎理論を学ばなければ到達しません。

　次に、美容の悩みの一つでもある「シワ」を例に挙げてみましょう。

シワの現代医学的理論[9)〜11)]

　大きく以下のものに起因すると考えられています。
① 皮膚の乾燥や老化
② 表情筋の動きにかかわってできる表情ジワ
③ 重力など
　これらの要因には、発生のメカニズムが存在します。

　たとえば、①の皮膚の乾燥は、皮膚の構造と皮膚の役割を理解することが重要です。

　皮膚は人間のまとっている敏感かつ強靭な防御服で、さまざまな外的影響から身体の内部環境を守り、さらに身体全体の調和を担い、常に表に立って

保護膜としての多くの役割を果たしています。その一つの役割が乾燥を防ぐことです。

　皮膚は表皮、真皮、皮下組織からできていて、表皮には角質層から基底層までそれぞれに働きがあります。角質層は皮膚の乾燥を最も感じるところです（皮脂も乾燥を防ぐ一つとされますが、ここでは角質層を取り上げます）。

　角質層が潤うには、基底層から徐々に角質層まで上がってくる過程（ターンオーバー）（図1）が大切で、基底層に栄養を与えるのが毛細血管になります。

　すなわち、シワの原因にもなる乾燥を防ぐためには、表皮細胞が十分に良い状態（NMF：天然保湿因子、細胞間脂質などを十分に含んだ状態）で角質層まで持ち上がることが重要で、そのためには十分な栄養を行き渡らせるよう循環を良くし、適切なターンオーバーを促すことです。

　ターンオーバーが促進すれば、角質層（表皮細胞）は十分充足されずに上までもち上がってくるため、乾燥しやすくなり、逆に遅延すれば、角質層がたまり、透明感のないごわごわした皮膚の状態をつくります。

　これらのことより、乾燥に対しての鍼灸アプローチは、血流を良くし、良い状態の角質層をつくる手助けをし、保護膜としての機能を十分発揮できるようにすることです。

　乾燥以外にもさまざまなシワになる原因が考えられるため、それらを理解し施術、また指導することが効果的な治療に結びつきます。

シワの伝統医学的理論[1)～3), 6) 7)]

　伝統医学的にも、美容の悩みとなる病因があります。伝統医学における病因は大きく内因、外因、不内外因、老化が挙げられます。また、個人の体質により影響する臓腑もさまざまであり、それぞれの症状があらわれてくる項目を、中医基礎理論を用いて弁証で整理してみると、以下の3項目の弁証が

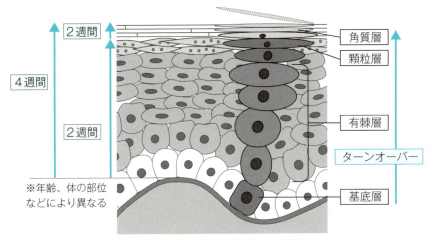

図1　表皮ターンオーバー
　　　出典：エステティックライフ研究所より一部改変

成り立ちます。
① 病因弁証【病因の種類とその影響を受けた期間】
② 臓腑弁証【病因を受けたときの各臓腑の変動による個人差】
③ 気血津液弁証【気血の循環の異常】

　原因とメカニズム、すなわち病因病機を図2にあらわすように、特定の臓腑が影響し、それぞれの臓の気血の異常により、さまざまな美容のトラブルが生じます。

　たとえば、乾燥は皮膚の症状であり、すなわち「皮」は皮毛を含む肺がつかさどります。肌への慢性的な症状の病因病機は臓腑の機能が衰え、その臓腑の気血の運行が阻害され、最終的に肺の宣散作用に影響し出現してきます（まれに外感病がかかわる場合もありますがここでは省略）。

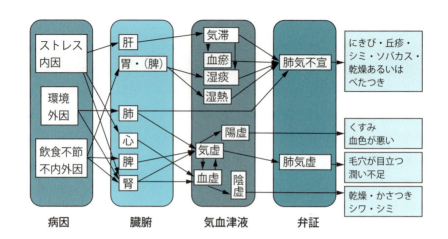

図2　病因病機

よって、以上のような三つの要素に対して、まずは気血津液の運行を整えることで全身の経絡の調整につながり、自ずと臓腑のバランスも整ってくるということや、さまざな肌のトラブルを解消できるということが考えられます。

また図2のように、肺気不宣や肺気虚にならないためにも日ごろから、病因を意識して養生すること、定期的な鍼灸治療により気血津液を調節していくこと、すなわち未病の状態を整えることが、美容のトラブルでは大切になります。

3．一定の効果、体質を考えた健美鍼灸施術、疏通刺法
1）一定の効果

前述したように、"美しさ"を求める受療者は、施術後の何らかの変化を期待して鍼灸に足を運びます。そこで、伝統医学的理論の良いところをベースに、現代医学的に一定の効果を含めたものが疏通経絡健美法基本穴、応用

施術となります。

　とくに疎通経絡健美法の基本穴の目的は、鍼灸の作用の一つである「疎通経絡」を強く意識し、経絡の流れを良くし、気血を満たすことにより、潤いのある肌の保養を目指すものです。また美容上重要な顔面部は、多くの経絡が流れることから[2]、疎通経絡が施術目的として大切になります。

　本治療法の基本穴は『霊枢』根結編[12]を応用し、顔面部における少数の経穴と四肢の経穴を用いることで疎通経絡をより促進し、健康と美容を双方目的とし効果が期待できる配穴としています。

　疎通経絡健美法の基本穴は、神門、頭部、太陽、攢竹、顴髎、下関、翳風、下顎部、合谷、内庭、侠渓です。これらは、頭顔面部を主とした全身の経絡の疎通を良くするために効果的である経穴（部位）[1]と、外見的な美しさにかかわり、注目されるパーツを中心に直接効果的である経穴（部位）（たとえば輪郭をはっきりさせる、自然な笑顔をつくり出すのに効果的で、また現代医学的にも関係のある筋肉などが存在する顴髎、下関など）[2]として選穴したものであり、多くの鍼灸美容で顔面部に無数の鍼を施術するものが多いなか、当治療法は頭顔面部における少数の経穴と四肢の経穴を用いることで顔面部への侵襲を極力少なくし、なおかつ一定の効果がみられます。

　しかし、理論だけで効果がみられなくては受療者には受け入れられません。そういった面を少しでもクリアするために、鍼灸を効果があるものとして提供できる人材育成（教育）、鍼灸美容の発展にもなると考え、筆者は鍼灸を志す学生とともに研究、臨床をしてきました[7]。

　その研究結果、臨床においても、一定の直後効果・持続効果を実感してもらえるものとして構築しました。また、その他の基礎研究・臨床研究などから得られている結果（効果）は、治療の理論的根拠となり、治療技術の幅を広げ効果を高める方法となることから、一定の効果を提供する方法となります[13]〜[17]。

2）体質を考えた健美鍼灸施術

　気血の異常は、気が流れて血や津液も流れるため、慢性化してしまうと、気、血、津液のいずれに異常があったかは捉えにくくなります。気滞が慢性化すると気虚が起こり、瘀血が慢性化すると血虚となったり、慢性化したものが素因となり、その異常の常態化、すなわち体質化してしまいます。

　慢性化する背景には、先天性の影響もありますが、多くは後天性の部分、つまり、生活環境や食生活、精神活動の乱れが原因となります。

　よって疏通経絡健美法では、気、血、津液の異常を知るために四診を行い、それぞれを体質として分類（気滞、湿痰、血瘀、湿熱、気虚、血虚、陰虚、陽虚）しています。上記の疏通経絡健美法の基本穴に、個々の体質[3]に対してアプローチすることにより、全身に対する気血のバランスが整い、より経絡の調整を促し、健美につながると考えています。

3）疏通刺法

　疏通経絡健美法のなかでもとくに身体の症状を診て、施術する方法です。身体の変調は直接的な美容に対して影響することが多くなります。それらの症状を直接目的として取り除くことで健美につながり、さらには美容以外の症状改善も得られることから受療者の満足度も高められます。身体の症状は臓腑経絡の運行の異常が生じた場合に出現します。

　疏通刺法は、坂井流横刺法[18]を応用し、経絡を意識した筋絡に対する刺鍼法としての横刺法により、病のある経絡に入り、筋絡を作用させることで、直刺の10倍の疏通作用を狙っての刺激方法となります。そのため、少数穴で効果を促し、主に美容目的で受療した方にも簡便に加えることができるとしています。

4．中医理論を基盤とし体質を生かした健美療法（健美温灸、アロマ、薬膳、運動など）

　体質を生かしたものとして、鍼灸治療にプラスした十二療法としては、健美温灸、オリエンタルアロマセラピー（東医アロマ）や薬膳、運動などがあり、受療者が楽しみながら実施できるアイテムとなります。このような、伝統医学の概念を盛り込んだ内容は鍼灸治療をサポートしてくれるものにもなります。

　たとえば、アロマセラピーでは、「陽虚体質」の方であれば、ジンジャー、ジュニパー、シナモン、ローズマリーなどが精油としては選択できます。その作用は補陽する、陽気を高める、また温める作用が期待できて、全身に活力を与えてくれます。

　また、現在では精油の成分も明らかで効能も知られており、伝統医学的にも現代医学的にも心身を整えるサポートとして、さらに「香り」といった新たな楽しみとしても提供できます。体質を捉えた場合、受療者の日常生活にも反映できるような療法を加えて提供していくことが、受療者の意識も高め、ともに美しさを引き出していけます。

5．ホスピタリティとリスク管理
1）ホスピタリティ（Hospitality）

　ホスピタリティとは、『心のこもったおもてなし』を意味します。さまざまなところで取り入れられています。ホスピタリティの良さは、もてなす側にも満足度が増し、充実感や自信につながることです。また、一方通行ではなく、双方の良い関係性が築かれるものです。ホスピタリティは、特別な行為ではなく、「相手の立場に立って物事を考え行動すること」であり、身につけるためには相手をよくみて、話を聴く、そして感じ取ることが大切です。

これらは美容という分野だからではなく、これからの鍼灸師が身につけていくべきサービスだと考えます。また、美容分野では、「顧客的心理[19)～20)]」の理解も大切で、「患者様」という立場でなく「顧客」という立場に立ったときの心理の変化も理解して対応をしていく必要があります。

2）リスク管理

リスク管理とは、リスクマネージメントであり、「リスクの把握」「リスクの分析」「リスクへの対応」「対応の評価」という一連のプロセスにて行われ、「人間はエラーを起こす」ということを前提として、そのエラーが事故へつながらないようにすることとされています。こういった多くの起こりうるリスク、そしてそれを回避する対応など全ての対応の中で細かく考えていく必要性があります。

たとえば、ホスピタリティにもつながりますが、受療者側と術者側の診療や効果の相違などもリスク管理としては必要なものです。そこで重要となるのが、インフォームドコンセント、説明・同意を取ることです。

その一つである同意書（承諾書）は、施術者側を守るイメージが強いですが、受療者側に情報を的確に伝え、理解してもらうものとしても大変良いものだと考えます。その他、リスクマネージメントとしては、施術環境を含め、施術前、中、後とさまざまな側面において考慮が必要です。

6．情報の集積（カルテ、効果の評価方法など）
1）電子カルテ

鍼灸美容が鍼灸の分野としてより社会的に認知されるためには、実績が必要になります。それには、多くの受療者の情報（施術方法、治療効果など含め）をデータ化し、追跡していくことが客観的な情報となると考えます。現在、その一歩になるように、電子カルテの開発（図3）を行っています。鍼灸

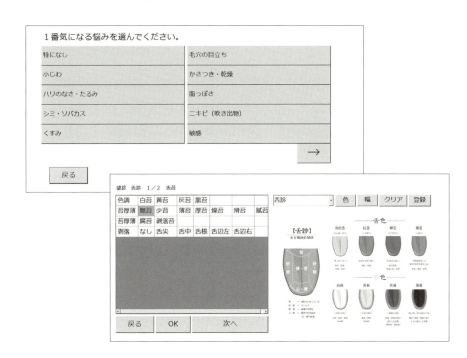

図3　健美電子カルテシステムの開発（イメージ）

の発展のためにも研究のデータの集積はもちろんのこと、臨床による集積を今後、あわせて行っていくことが必要になるでしょう。

2）効果の評価方法

　美容の評価方法は大変難しく、客観的な測定に乏しいというのが現状です。鍼灸治療による効果をいかに客観化し提示できるものにするかが、今後のさらなる発展につながるのです。

　上記に示した電子カルテなどを用いデータ化し、施術効果を集積していき客観的な効果として示すことと、二つめに効果を数値化できる評価方法を構築することだと考えます。

7．指導（施術後管理、セルフケアなど）

1）施術後管理

　前述したリスク管理を含め、施術後の注意事項などは施術後に受療者に伝える（指導）ことが重要です。たとえば、悩みにおける経過の推移はもちろんのこと、鍼施術後の激しい運動は内出血を増長する可能性があることや、内出血後の対応、円皮鍼の貼付における注意事項など、不安になる要素を解消できるよう努める必要があります。

　継続して治療をされている場合は経過を聞き、受療者の状態の把握ができますが、治療を終了した方々、非継続者の方々に対しては、鍼灸師が比較的不慣れとするＤＭ、Ｅメールなどを使って案内などを送ると、受療者が来院されるきっかけにもなりますので、このような施術後管理も大変重要です。

2）セルフケア

　受療者の悩みの原因が生活のなかにある場合、改善できるものであれば、その解消につながるセルフケアの紹介をします。

　受療者自身が問題意識をもち、小さなことでも意識し行動することが、その人の美しさを最大限引き出すものになるからです。そして、上述した、体質を生かした健美療法もここで上手に使えるとさらに心身ともに健康・美容を高められます。

 教育

　冒頭にも記載しましたが、鍼灸美容を魅力あるものとするためには人材育成が欠かせません。そのため、これまで述べたように"健美鍼灸"理論を構築し、所属する教育機関にてオリジナルに作成した「美容鍼灸テキストノート」（図4）をもとに、最低限の基礎を学ぶ教育と、学会などのセミナーにて

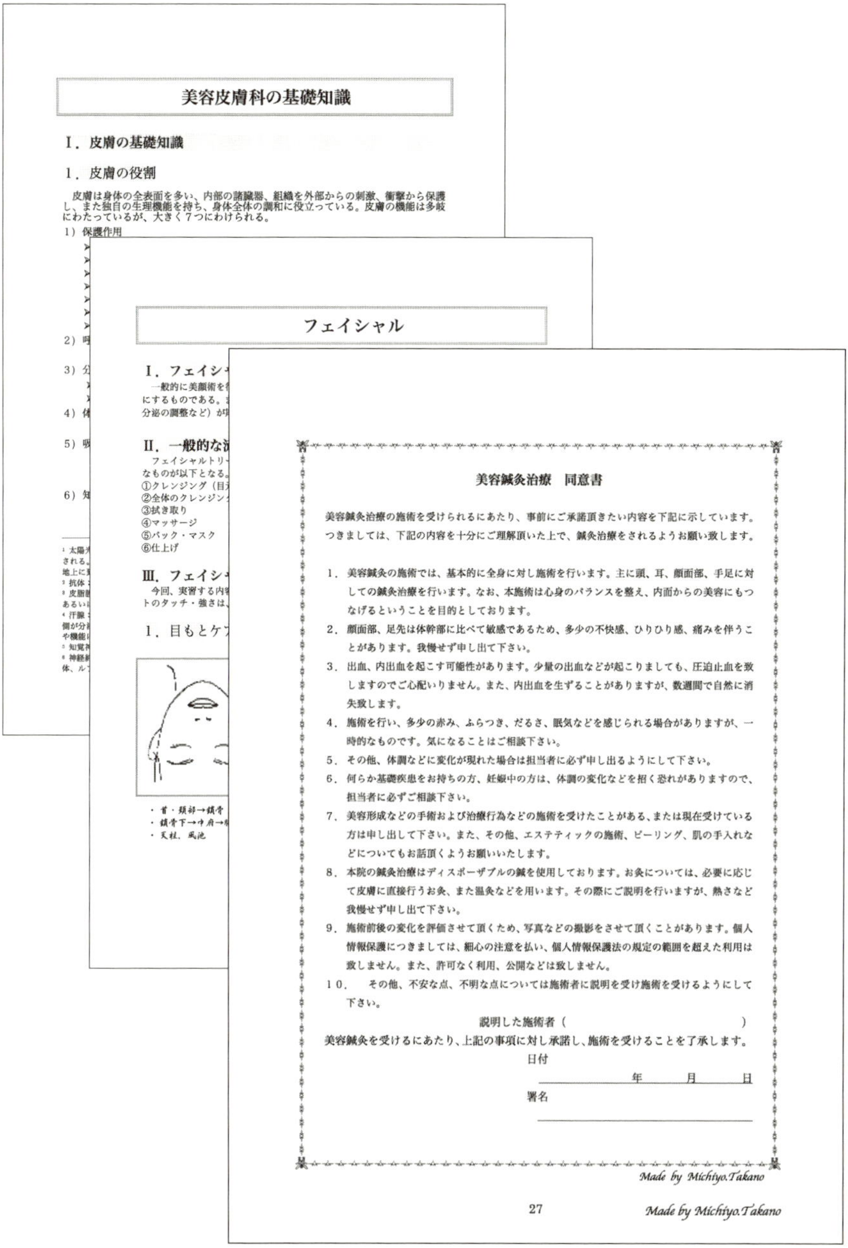

美容皮膚科の基礎知識

I．皮膚の基礎知識

1．皮膚の役割

皮膚は身体の全表面を多い、内部の諸臓器、組織を外部からの刺激、衝撃から保護し、また独自の生理機能を持ち、身体全体の調和に役立っている。皮膚の機能は多岐にわたっているが、大きく7つにわけられる。

1）保護作用

フェイシャル

I．フェイシ

一般的に美顔術を

にするものである。

分泌の調整など）が

II．一般的な

フェイシャルトリ

なものが以下となる。

①クレンジング（目

②全体のクレンジン

③拭き取り

④マッサージ

⑤パック・マスク

⑥仕上げ

III．フェイシ

今回、実習する内

トのタッチ・強さは、

1．目もとケア

・首・頸部→鎖骨

・鎖骨下→中府→

・天柱、風池

美容鍼灸治療　同意書

美容鍼灸治療の施術を受けられるにあたり、事前にご承諾頂きたい内容を下記に示しています。つきましては、下記の内容を十分にご理解頂いた上で、鍼灸治療をされるようお願い致します。

1．美容鍼灸の施術では、基本的に全身に対し施術を行います。主に頭、耳、顔面部、手足に対しての鍼灸治療を行います。なお、本施術は心身のバランスを整え、内面からの美容にもつなげるということを目的としております。

2．顔面部、足先は体幹部に比べて敏感であるため、多少の不快感、ひりひり感、痛みを伴うことがあります。我慢せず申し出て下さい。

3．出血、内出血を起こす可能性があります。少量の出血などが起こりましても、圧迫止血を致しますのでご心配いりません。また、内出血を生ずることがありますが、数週間で自然に消失致します。

4．施術を行い、多少の赤み、ふらつき、だるさ、眠気などを感じられる場合がありますが、一時的なものです。気になることはご相談下さい。

5、その他、体調などに変化が現れた場合は担当者に必ず申し出るようにして下さい。

6．何らか基礎疾患をお持ちの方、妊娠中の方は、体調の変化などを招く恐れがありますので、担当者に必ずご相談下さい。

7、美容形成などの手術および治療行為などの施術を受けたことがある、または現在受けている方は申し出して下さい。また、その他、エステティックの施術、ピーリング、肌の手入れなどについてもお話頂くようお願いいたします。

8．本院の鍼灸治療はディスポーザブルの鍼を使用しております。お灸については、必要に応じて皮膚に直接行うお灸、また温灸などを用います。その際にご説明を行いますが、熱さなど我慢せず申し出て下さい。

9．施術前後の変化を評価させて頂くため、写真などの撮影をさせて頂くことがあります。個人情報保護につきましては、細心の注意を払い、個人情報保護法の規定の範囲を超えた利用は致しません。また、許可なく利用、公開などは致しません。

10．　その他、不安な点、不明な点については施術者に説明を受け施術を受けるようにして下さい。

説明した施術者（　　　　　　　　）

美容鍼灸を受けるにあたり、上記の事項に対し承諾し、施術を受けることを了承します。

日付

年　　月　　日

署名

Made by Michiyo.Takano

27　Made by Michiyo.Takano

図4　美容鍼灸テキストノート（イメージ）

さらなる人材育成に努めています。鍼灸師たちが自らの技術を効果的なものとし、魅力的な内容を提供できる人材になるよう、今後も努めていきます。

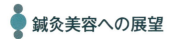
鍼灸美容への展望

　"鍼灸美容"はまだ、美容の悩みで鍼灸を受診する一つの分野には至っていません。そうするためには、現代医学的にも伝統医学的にも学術的基盤をもつこと、そして鍼灸の効果の実証を積み重ね、得手不得手を知ることだと考えます。

　研究者、教育者、鍼灸美容を提供していく者一人ひとりが、それを念頭におき、必要な知識の修得、可能な部分での情報収集・共有化についての必要性を理解し、実践していくことが大きな土台をつくるものだと思います。そして、そこからがさらなる鍼灸技術の開拓につながるのではないかと考えます。

　筆者自身もう一つの展望として挙げたいことは、予防医学としての"健美鍼灸"の確立です。余談になりますが、自身で身体を壊して気づいたことは、やはり、健康であることが最も美しさを引き出せる状態であるということです。病を患っている状態で「美しくありたい」と思っても、健康体にとっての壁よりはるかに高い壁となり、美しさを求めることが容易ではなくなります。そんなことは当たり前のことなのですが、それが真実であり、いかに「未病」の状態を健康という状態に向けられるかということこそ、美しさを純粋に求められる条件だと考えます。

■参考・引用文献

1) 高野道代、『実践！美容鍼灸』、季刊 東洋医学、2009年、vol. 15, No.3, 57号, 1-7
2) 高野道代、『実践！美容鍼灸 part II 美容鍼灸の基礎知識〜頭顔面頚部を用いる根拠に対する一考察2〜』、季刊 東洋医学、2009年、vol. 15, No. 4, 58号, 1-6
3) 高野道代、『実践！美容鍼灸 part III 美容鍼灸の基礎知識〜美容の病因と体質治療〜』、季刊 東洋医学、2010年、vol. 16, No. 1, 59号, 22-30
4) 矢野忠、桑原理恵、『一般女性と施術者の双方からみた"「美容鍼灸」の現状"〔前編〕一般女性を対象としたアンケート調査』、医道の日本、2013年、9: 176-185
5) 矢野忠、桑原理恵、『一般女性と施術者の双方からみた"「美容鍼灸」の現状"〔後編〕施術者を対象としたアンケート調査』、医道の日本、2013年、10: 195-203
6) 高野道代、『美容鍼灸〜鍼灸よりのアプローチ〜実践！美容鍼灸　疏通経絡美容法　〜気血のながれから〜』、全日本鍼灸学会雑誌、2011年, 61(1), 42-45
7) 高野道代、『疏通経絡健美法〜全身・局所治療のアプローチ〜』現代鍼灸学、2014年、14(1), 67-72
8) 新村出『広辞苑』第四版、岩波書店、1991年
9) 宮地良樹、松永佳世子、宇津木龍一他、『美容皮膚科学改訂2版』、日本美容皮膚科学会、南山堂、2009年
10) 朝田康夫、『美容皮膚科学事典最新改訂版』、中央書院、2002年
11) 宮地良樹、松永佳世子、宇津木龍一、『しわ・たるみを取る患者の満足度を高める治療法のすべて』、南江堂、2006年
12) 石田秀実、白杉悦雄、『現代語訳　黄帝内経霊枢』、東洋学術出版社
13) 廣門靖正、永田勝太郎、岡野 寛他『鍼刺激は生体の酸化ストレス・抗酸化力に影響するか』、第71回日本温泉気候物理医学会総会プログラム抄録集、2006年、25.
14) 植本泰光、廣 正基、矢野 忠、『鍼通電刺激か酸化ストレス度と抗酸化力に及ぼす影響 ―自律神経機能と心理的不安との関係性―』、日温気物医誌第2010年、73巻4号(8), 255-263
15) 加川大治、深川聡子、大内敦、他、『鍼刺激による皮膚への効果』、日本香粧品学会誌、2011年、Vol. 35, No.3, 179-184
16) Kida N, Sokabe T, Kashio M,Importance of transient receptor potential vanilloid 4 (TRPV4) in epidermal barrier function in human skin keratinocytes,Pflügers Archiv - European Journal of Physiology May 2012, Volume 463, Issue 5, 715-725
17) 仲西宏元、『灸の臨床的効果の科学』、現代西洋 医学からみた東洋医学、今西二郎編、医歯薬出版、2003年、111-114.
18) 北出利勝、篠原昭二、『特殊鍼灸テキスト』、医歯薬出版、2014年
19) 酒居悦子、『セラピストのためのマナー講座』、日本アロマコーディネータースクール、図書印刷、2009年
20) 一般社団法人日本エステティック協会教育委員会、『新エステティック学　理論編』、大日本印刷、2009年

基礎理論

伝統医学的な皮膚構造考察

顔などの皮膚の肌理や保湿状態は視覚的美容に重要です。中医学では皮膚は新陳代謝の調整などの機能があり、肺の宣発作用で皮膚を滋養濡潤します。

奈良 上眞　*Hozuma Nara*

● 東洋医学の基礎理論

東洋医学における皮膚構造の基本概念

　皮毛は、皮膚、汗腺、毫毛などの組織を包括し、肺の宣発作用に依存し、衛気や津液による温煦、滋養、濡潤を行っています。

　『黄帝内経』の『素問』陰陽応象大論篇に「肺生皮毛（肺は皮毛を生ず）」、『素問』六節蔵象論篇に「其華在毛、其充在皮（其の華は毛に在り、其の充は皮に在り）」、『素問』五蔵生成論篇に「肺之合皮也。其榮毛也（肺の合は皮なり。其の榮は毛なり）」、『素問』痿論篇に「肺主身之皮毛（肺は身の皮毛を主る）」と表記され、肺と皮毛は密接な関係にあるといい、「肺主皮毛」の理論を形成しています。

　『霊枢』経脈に「太陰者、行気温於皮毛者也（太陰なる者は、気を行らせて皮毛を温むる者なり）」と表記され、肺の生理機能が正常であれば、皮毛を滋養し、皮膚の緻密な質感、毫毛の光沢が維持されるとあります。肺気が虚弱すると、皮毛の温煦や滋養が欠如し、肌荒れ、かさつき、乾燥肌の原因になります。

　「肺主気」の概念から、肺は衛気を宣発し、衛気は腠理（汗孔）の開合を司ります。肺気が虚弱すると、衛表不固、腠理不密となり、自汗が発症します。肺気壅滞（肺気の閉塞）すると、衛表鬱阻（衛表の循環障害）となり、腠理が閉塞して無汗となります。

古典文献では汗孔（汗腺）を、腠理、玄府、気門とも表記しています。

東洋医学における皮膚構造と機能

皮膚は人体表面を覆い、体表には腠理（紋理と肌腠を総称）があり、汗孔から汗液を排出しています。皮膚の生理機能は外邪の防御、新陳代謝の調整、体温調節があります。

1）外邪の防御

六淫（風邪、寒邪、湿邪、暑邪、燥邪、火邪）を感受（外感）すると、皮膚表面を侵襲します。皮膚の腠理が緻密であれば、六淫外感による侵襲を防御することができます。皮膚の腠理が弛緩すると、衛気が不足し、六淫外感による侵襲が原因で、疾病を引き起こしやすくなります。

2）新陳代謝の調整

汗液は津液が化生したものです。汗液は津液を排出する一過程です。皮膚の腠理が弛緩し汗孔が開くと発汗が多くなり（多汗）、腠理が閉塞し汗孔が閉じると発汗が少なくなります（無汗）。皮膚の腠理は津液の排出を調節します。腠理による調節機能が失調すると発汗が多くなり、津液を損傷して、津液不足を引き起こします。

3）体温調節

人体の温煦は衛気の作用に依存しています。衛陽の大部分は津液の中に存在しています。六淫を外感し、汗孔が閉塞すると、発汗が抑制され、衛陽を体表へ導くことができなくなります。ゆえに衛陽が抑鬱し発熱した場合、解表発汗薬を処方し、汗孔を開き、汗液を外泄するとともに陽気を体表へ拡散させ、発熱を取り除きます。

『素問』生気通天論篇に「体若燔炭。汗出而散（体は燔炭の若し。汗出ずれば散ず）」と表記されています。ただし発汗量の過多により、陽気は津液に伴って逸脱するため、陽虚による寒証に至り、さらに状態が悪化すれば大汗亡陽の病態になります。

東洋医学における皮膚と肺の関係

皮膚と肺は密接な関係があり、肺の輸布作用、宣発作用が大切です。

1）肺は精気を輸布し、皮膚へ滋養

肺の宣発作用で水穀の精微物質を皮毛へ布散し、皮膚を滋養濡潤、毫毛（体毛）を光沢します。『素問』経脈別論篇に「食気入胃、濁気帰心、淫精於脈。脈気流経、経気帰於肺。肺朝百脈。輸精於皮毛（食気胃に入れば、濁気心に帰し、精を脈に淫す。脈気経に流れ、脈気肺に帰す。肺は百脈に朝し、精を皮毛に輸る）」と表記されています。肺気虚であれば、皮毛は憔悴（やつれる）となります。『霊枢』経脈篇には「手太陰気絶、則皮毛焦（手の太陰の気絶すれば、則ち皮毛焦る）」と表記されています。

2）肺は衛気を宣発し、皮膚に外達

衛気は皮肉に充実し、主に3種類の作用があります。①皮膚の温養、②外邪の防御、③汗孔開閉の制御です。肺気虚で衛気が充実していなければ、病人は身体畏寒、異常発汗、免疫抵抗力が減退し、外邪を感受し病に至ります。外邪が犯肺し、肺の宣発作用が障害し、皮下（体内）の衛気が外達しなければ、汗孔が閉塞し無汗となります。

3）皮膚へ六淫が感受し、肺へ内伝

皮膚は寒邪を感受すると、流涕（鼻汁）、噴嚏（くしゃみ）、咳嗽などの肺系

病症が発症します。『素問』痺論篇に「皮痺不已、復感於邪、内舍於肺（皮痺已えずして、復た邪に感ずれば、肺に内舎す）」と表記されていて、皮膚と肺の相互関係がみられます。

東洋医学における皮膚と経絡の関係

　十二経脈は体表に分布し、皮膚を十二部分に分け、各経脈は一部分の皮膚の範囲を滋養濡潤し、これを十二皮部と表現します。経脈の一部に病変が発症すると、その分布する皮部に影響します。

　『素問』皮部論篇に「欲知皮部、以経脈為紀者、諸経皆然。陽明之陽……視其部中有浮絡者、皆陽明之絡也。其色多青則痛、多黒則痺、黄赤則熱、多白則寒、五色皆見、則寒熱也（皮部を知らんと欲すれば、経脈を以て紀となす者。諸経皆然り。陽明の陽、……其の部中を視て浮絡ある者は、皆 陽明の絡なり。其の色青多ければ則ち痛み、黒多ければ則ち痺れ、黄赤なれば則ち熱し、白多ければ則ち寒し。五色 皆見わるれば、則ち寒熱なり）」と表記されています。

　ある皮部に邪気を感受すると、多くは該当する絡脈、経脈へ進入し、さらに臓腑へ内伝します。『素問』皮部論篇に「皮者脈之部也。邪客於皮則腠理開、開則邪入客於絡脈。絡脈満則注於経脈。経脈満則入舍於府蔵也（皮なる者は、脈の部なり。邪 皮に客すれば則ち腠理 開き、開けば則ち邪入りて絡脈に客す。絡脈満つれば則ち経脈に注す。経脈満つれば則ち入りて府蔵に舍するなり）」と表記されています。

東洋医学における腠理

　腠理は皮膚紋理を意味します。腠は肌肉の紋理を指し、肌腠とも表現します

1）腠理と三焦

　気血津液の通路である三焦を循環し、元気と津液を腠理まで外達し、皮膚を絶え間なく滋養濡潤します。

　『金匱要略』臓腑経絡先後病脈証に「腠者、是三焦通会元真之処、為血気所注（腠なる者は、これ三焦、元真を通会するところ、血気の注ぐところ）」と表記されています。

2）東洋医学における腠理と汗孔

　汗孔は皮膚に開口しています。ゆえに腠理の粗密状態は、汗孔の開合と汗液の排出に影響します。腠理が緻密であれば汗孔が閉塞し無汗になります。腠理が弛緩すると汗孔が開放し多汗になります。また、発汗状態が人体の水液代謝と体温調節にも影響します。健康状態では、衛気が腠理に満ちていると汗孔の開合を調節できます。

　『霊枢』本蔵篇に「衛気者、所以温分肉、充皮膚、肥腠理、司開闔者也（衛気なる者、以て分肉を温め、皮膚を充たし、腠理を肥やし、開闔を司る者なり）」と表記されています。

蔵象学説とくに肺主宣発（宣発作用）の基本概念

　肺の宣発作用には、①肺の気化作用（呼吸機能）、②肺気の向外作用（拡散運動）、③衛気の拡散作用の3つの生理機能があります。

1）肺の気化作用（呼吸機能）

　体内の濁気（二酸化炭素）を肺の宣発作用にともなって、体外へ呼気排出する作用です。

2）肺気の向外作用（拡散運動）

　脾胃の運化作用により後天の精気（水穀の精微物質）を吸収し、脾の昇清作用で精微物質を胃部から膻中部へ上昇し、肺の宣発作用で全身へ布散し、皮毛へ外達します。全身への滋養濡潤は、肺の宣発作用で、まず気が向外拡散し、気能行血（気の循環にともなって血が循環する）や気能行津（気の循環にともなって、津液が循環する）の作用で、血や津液が循環し、滋養濡潤します。

　『霊枢』決気篇に「上焦開発、宣五穀味、熏膚、充身、澤毛、若霧露之漑、是謂気（上焦開発し、五穀の味を宣き、膚を熏し、身を充たし、毛を沢すこと、霧露の漑ぐが若きを、是れ気と謂う）」、『霊枢』癰疽に「上焦出気、以温分肉而養骨節、通腠理（上焦 気を出だし、以て分肉を温め、而して骨節を養い、腠理を通ず）」と表記されています。

3）衛気の拡散

　衛気の宣発で分肉を温煦し、皮膚を十分に滋養して汗孔の開合を調節し、津液の代謝産物を汗液として体外へ排出します。

4）肺の宣発作用のまとめ

　肺の宣発作用は、呼吸機能、肺の宣発作用にともなう皮膚体表への衛気、精気、津液の循環による皮膚の生理機能に関与します。肺の宣発作用が障害すると、鼻塞（鼻づまり）、噴嚏（くしゃみ）、呼吸不利（呼吸困難）、咳嗽、喘鳴、胸部煩悶感などが発症します。

　また衛気の宣発障害により、腠理（汗孔）が閉塞し、無汗になります。津液の布散が減弱し、肺に津液が停滞し、痰飲の病理産物が形成し、さらに悪化すると皮下組織の水腫の形成が発症します。

東洋医学における「美」の概念および「美」にかかわる症状の東洋医学的病態分析

「美」の基本概念および身体症状

　「美しさ」の概念は、視覚的に色鮮やかな色彩や心地よい形態のみならず、感覚的に心優しく穏やかで、感情的に心地よい印象を含みます。「美容」の概念が顔の美しさを形容することがありますが、「美しさ」とは、決して視覚的に訴える「顔の美しさ」のみならず、ゆったりと安定した穏やかさや身体動作などから起因する精神的要因を含んだ心地よい感情要因によるものと考えます。

　「美」を対象とする症状は、視覚的対象と直感的な精神的対象に分けられます。視覚的対象には、顔面部や身体における病的症状と非病的現象があります。精神的事象には、意識や発声、身体動作が含まれます。

　視覚的対象で、とくに顔面部における病的症状には、顔面神経麻痺や眼球突出顔貌、アトピー性皮膚炎、口唇ヘルペスなどがあります。顔面部における非病的現象には、面皰(にきび)や色素斑(シミ)、雀斑(そばかす)、小ジワ、肌の乾燥、肌のたるみ、顔面浮腫など、日常での美意識の強い現象が発症します。

　また身体における病的症状には、アトピー性皮膚炎や帯状疱疹、蕁麻疹などの皮膚湿疹があります。身体における非病的現象には、脱毛や肥満、羸痩、O脚、X脚、セルライド、外反母趾、内反小趾など、日常での美意識の強い現象が発症します。

　精神的事象で、非病的現象の意識状態には、眼光の強さなどがあります。発声状態では、清らかな発声、発声の穏やかさ、心地よい発声の抑揚などがあります。さらに身体動作では、手のしなやかな動作、安定感のあるしなやかな歩行、安定感のある背筋が伸びた姿勢などがあります。

生活環境以外での美意識の高い環境

　生活環境以外で、スポーツ競技、芸術舞踊、モデルなどの職業実践では、精神的事象に特化した高い美意識をもっています。スポーツ競技ではとくに芸術評価と実施評価で競技する体操競技や新体操、フィギュアスケート、シンクロナイズドスイミングなどがあり、芸術舞踊では日本舞踊、クラシックバレエ、社交ダンス、フラメンコなどがあり、職業実践ではモデル業などがあります。

　スポーツ競技、舞踊の芸術性や職業実践のモデル業で必要とする指先まで柔らかくしなやかな伸びやかさ、ジャンプやⅤ字バランス、ターン動作の安定性は東洋医学における生理機能により強めることができます。

五行学説と「美」にかかわる症状

　五行学説、とくに五行（五臓、五季、五気、五官、五主）は、「美」への追求には密接なかかわりをもっています。

　五主（筋、血脈、肌肉、皮毛、骨髄）に関して、筋力が衰えることにより身体のしなやかさがなくなります。肌肉は皮下脂肪のセルライトや肥満、皮下の浮腫に影響します。皮毛は皮膚乾燥やアトピー性皮膚炎などの皮膚湿疹に影響します。骨髄はリウマチや痛風などの骨変形に影響します。

　五季（春、夏、長夏、秋、冬）や五気（風、暑、湿、燥、寒）では、風邪（内風）が原因で筋肉などの震顫が発症しやすく、夏季は暑邪や湿邪の原因で脂漏性皮膚炎、秋季は燥邪が原因で皮脂欠乏性湿疹（乾燥性皮膚炎）が発症しやすくなります。

五臓の生理機能と「美」にかかわる症状

　五臓（肝、心、脾、肺、腎）には各特有の生理機能があります。肝には疏泄作用や蔵血作用があります。心には血脈を主る、神志を主る作用、脾には運

化作用や昇清作用、統血作用、肺には宣発作用や粛降作用、腎に蔵精作用や納気作用、水を主る作用があります。

　肝の疏泄作用を補うと身体技法が伸びやかになり、指先まで神経が行き届き、手指が柔らかくしなやかになります。心の血脈を主る作用を補うと全身へ血液循環が改善し、顔面部の色艶が良く、血流循環の改善により精神的安定性が良くなります。脾の運化作用を補うと水液の代謝機能が良くなり、皮下浮腫や肌のたるみが改善します。

　また運化作用が減退し、津液の循環障害から湿濁が肥満の原因になることがあります。よって水液の代謝機能が良くなると、肥満は改善します。肺の宣発作用を補うと津液が体表へ外達し、皮膚の乾燥が改善し、しっとりとした素肌を取り戻すことができます。腎は水を主る作用から、疲労性の下腿浮腫が改善します。

アトピー性皮膚炎の東洋医学的メカニズム

　アトピー性皮膚炎は美意識における視覚対象の病的症状です。アトピー性皮膚炎などの皮膚湿疹は、五行学説では肺の五主(皮毛)とのかかわり、肺の宣発作用とのかかわりが深く、肺の宣発作用で気が体表(皮毛)まで外達すると同時に血、津液も外達します。

　アトピー性皮膚炎などの皮膚湿疹の多くは体表に内熱が蓄積し、皮膚表面が荒廃します。皮膚は外界と体内の熱交換の場所でもあり、皮膚温が上昇すると皮膚表面の血管が拡張して内熱を放出し、皮膚温が下降すると血管が収縮して放熱を抑制します。また、汗孔(汗腺)から汗液を分泌し、皮膚表面の汗液が蒸発するときの気化熱を利用して皮膚温を下降します。よって肺の宣発作用による血、津液の外達は皮膚温の恒常維持に強く関与しています（図1、図2）。

　肺の宣発作用で、気、血、津液が皮膚表面に外達し、汗孔に栄養供給して

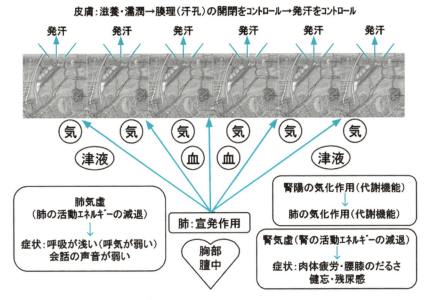

図1　肺の宣発作用のメカニズム

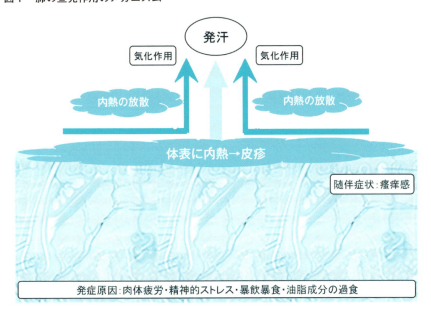

図2　東洋医学からみた体熱と発汗のメカニズム

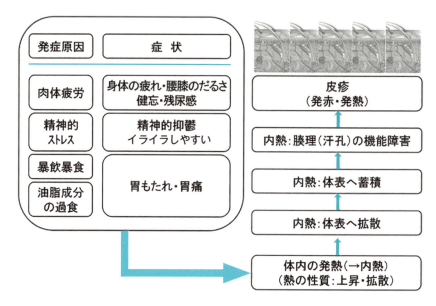

図3　東洋医学からみたアトピー性皮膚炎の発症原因〜病理機序

正常に発汗を制御します。また、適度な皮膚表面の湿潤を保持します。

　肺の宣発作用は腎陽の気化作用で支えられています。発汗作用は向外の気機(気の運動)に依存しています。この向外性は肺の宣発作用、それを支える腎陽の気化作用で維持しています。同様に衛気の外達、さらに体表の循環も肺の宣発作用と腎陽の気化作用によるものです。

　アトピー性皮膚炎などの皮膚湿疹の発症のメカニズムは三つあります。

　①過労が原因となるもので、肉体的疲労の回復能力が減退し、腎精の供給能力の減退(腎精不足)、さらに悪化して腎陰虚による内熱(陰虚内熱)が体表に蓄積します。

　②精神的ストレスが原因となるもので、肝の疏泄作用が減退し、肝気が鬱結、気鬱(気の抑鬱)、久鬱(気鬱状態の継続)、化火(内火の化生)により、肝

火上擾、肝火上炎へ病態悪化し、とくに内熱が上逆して頭顔面部に蓄積します。

③暴飲暴食や油脂類成分の過食が原因となるもので、胃の湿熱が発生し、内熱が体表および前頭部に蓄積します。

これら三つの発症メカニズムで、皮膚表面に内熱が蓄積し、さらに汗孔の生理機能（発汗作用）の障害により体表が発赤、発熱し、皮膚湿疹が発症します（図3）。

「美」にかかわる視覚的対象の東洋医学的メカニズム

1）面皰（ニキビ）

面皰の基本的な発症メカニズムは三つあります。

①過労などが原因となるもので、肉体的疲労回復能力が減退し、腎精の供給能力の減退（腎精不足）、さらに腎陰虚、肝陰虚へ悪化し、陰陽の消長平衡の関係で、肝陽上亢（肝陽の異常亢進）による内熱の上昇が面皰の症状を悪化させます。

②精神的ストレスなどが原因となるもので、肝の疏泄作用が減退し、肝気が鬱結、気鬱、久鬱、化火により、肝火上擾、肝火上炎による内熱の上昇が症状を悪化させます。

③暴飲暴食や油脂類成分の過食が原因となるもので、胃の湿熱が発生し、内熱が陽明胃経の流注に沿って上昇し、前頭部を中心とした症状を悪化させます。

2）色素斑（シミ）、雀斑（そばかす）

色素斑、雀斑の基本的な発症メカニズムは三つあります。

①過労などによる腎精不足がさらに悪化した腎陰虚、さらに肝腎陰虚に悪化し、陰虚内熱を併発した色素沈着の誘発です。

②精神的ストレスなどが原因で、肝の疏泄作用が減退し、肝気鬱結による気滞血瘀、とくに瘀血の病理産物が色素沈着の要因です。

③肉体疲労や生活環境の寒冷が原因で、腎陽が衰え、腎の気化作用が減退し、色素の代謝機能減退により発症します。

3）小皺（コジワ）

小皺の基本的な発症メカニズムは二つあります。

①肉体疲労、呼吸系の症状の併発が原因となり、肺の宣発作用が減退し、気血津液が皮膚表面へ外達できず、肌への栄養、保湿が障害され、小皺が発症しやすくなります。

②精神的ストレスなどが原因で、肝の疏泄作用が減退した肌の緩みです。

4）肌の乾燥

肌の乾燥の基本的な発症メカニズムは二つあります。

①内熱による津液の損傷です。内熱が発症する原因には腎陰虚、肝火上炎、胃熱、肺熱、心熱があります。腎陰虚は主に過労、肝火上炎は精神的ストレス、胃熱は暴飲暴食や油脂類成分の過食、肺熱は実証性肺系病症、心熱は実証性心系病症によるものです。

②肉体疲労や肺系病症が原因で、肺の宣発作用が減退し、気血津液の循環障害が発症し、とくに津液の外達が減退した肌への保湿障害です。

5）肌のたるみ

肌のたるみの基本的な発症メカニズムは二つあります。

①飲食の不摂生などが原因となり、脾の運化作用が減退し、津液の循環が障害し、湿濁が皮下組織へ貯留した肌のたるみです。

②肉体疲労が原因となり腎陽が衰弱し、腎陽の気化作用の減退による基礎

代謝作用の低下で発症する皮下組織の水液代謝による肌のたるみです。

6）顔面蒼白

顔面蒼白の基本的な発症メカニズムは二つあります。

①脾胃の運化作用（消化吸収能力）の低下による後天の精気の不足、気血両虚の病態が原因で顔面蒼白が発症します。

②腎陽虚が原因で温煦作用や気化作用が低下し、気血の循環障害により顔面蒼白が発症します。

7）顔面のくすみ（顔面不華）

顔面のくすみの基本的な発症メカニズムは二つあります。

①肝腎陰虚が原因で、陰虚内熱を併発する栄養障害による顔面のくすみです。

②久病（慢性疾患）や外傷が原因で発症する気滞瘀血による瘀血の病理産物で形成する顔面のくすみです。

東洋医学的な皮膚構造および「美」にかかわる
東洋医学的病態メカニズムのまとめ

蔵象学説による肺の宣発作用は胸中の膻中部位から体表へ向かって、気血津液を向外（拡散）する作用をもっています。皮膚表面に存在する腠理、汗孔（汗腺）の生理機能は肺の宣発作用により滋養されています。

東洋医学では各組織の生理機能は滋養供給され、正常に活動することを原則としています。また皮膚表面の濡潤も肺の宣発作用に依存しています。よって肺の宣発作用が正常に活性化することにより、柔らかくふんわりと潤いと弾力性のある張密肌を維持することが期待できます。

「美」の基本概念には感覚的美と視覚的美があり、各々病的症状と日常で

美意識の強い現象の非病的現象に区別することができます。

　まず病的症状のアトピー性皮膚炎のメカニズムは、皮膚表面に内熱が蓄積し、皮膚湿疹が発症します。よって肺の宣発作用で、皮膚表面に気血津液が外達し、腠理や汗孔（汗腺）の生理機能が正常であれば、血管拡張による放熱、汗液が蒸発する時の気化熱で皮膚温が下降し、皮膚湿疹が軽減します。

　日常で美意識の強い現象である面皰は内熱の上逆で症状が悪化し、色素斑、雀斑は内熱、瘀血が色素沈着を誘発させ、肌の乾燥は内熱、肺の宣発作用による津液の外達と関与します。

　東洋医学の観点から、肺の宣発作用、腎陽の気化作用（基礎代謝作用）を補い、皮膚にダメージを与える内熱の除去を目的にアンチエイジングを行うと、肌の老化予防のみならず、より一層の「美」への追求を期待することができます。

■参考文献

印会河、張伯訥主編『中医基礎理論』、人民衛生出版社、1989年
呉敦序主編『中医基礎理論』、上海科学技術出版社、1995年
孫広仁主編『中医基礎理論』、中国中医薬出版社、2007年
趙金鐸主編『中医症状鑑別診断学』人民衛生出版社、1985年
佐々木健一『美学辞典』東京大学出版社、1995年
『素問　顧従徳本』、日本内経医学会刊、1992年
『霊枢　無名氏本』、日本内経医学会刊、1992年
『傷寒論・金匱要略　善本翻刻』日本東洋医学会、2009年
高学敏、党毅主編『中医美容学』、中国科学技術出版社、2000年
李経緯、余瀛鰲ら主編『中医大辞典』、人民衛生出版社、1995年

Ⅱ部

基礎研究	鍼灸治療が末梢循環に及ぼす影響と作用機序／木村 研一	106
基礎研究	接触鍼の臨床効果／渡邉 真弓	118
臨床研究	精神科からみた美容／近藤 哲哉	136
臨床研究	皮膚割線（ランガー線）の臨床応用と経穴・経絡との関係／八坂 純子	148
臨床実践	実践！鍼灸美容／王 財源	172
臨床実践	審美六鍼の概念と美容的効果／内山 卓子	186
臨床実践	良導絡と健康美容／樋口 理恵	208
臨床実践	「鍼灸アロマ美療」へのアプローチ／橋口 修	228

基礎研究

鍼灸治療が末梢循環に及ぼす影響と作用機序

むくみ、たるみ、シワ、顔色、くまなどの改善に役立つといわれている鍼灸美容。ここでは鍼灸が血流に及ぼす効果と作用機序についての知見をまとめました。

木村 研一　*Kenichi Kimura*

はじめに

　鍼灸治療により末梢循環が改善することはよく知られています。末梢循環の改善により酵素、栄養物質の供給や疲労物質の除去が促進されるため、肩こりや冷え性、筋痛などが緩和すると考えられています。とくに鍼治療は深部にまで鍼を刺入するため、筋組織の血流を促進できるという利点があります。

　実際、ヒトで近赤外線分光法を用いて、鍼通電療法（electro-acupuncture：EA）を行った際の筋組織の酸素化ヘモグロビン濃度を測定したところ、通電後に筋組織中の酸素化ヘモグロビン濃度の増加がみられました（図１）。また、それらの反応は通電の周波数によっても大きく異なることが明らかになりました[1]。

　美容のための鍼灸治療においても治療部位の末梢循環が良くなることで代謝や酸素供給が促進され、治療効果に結びついていることが推測されます。

　ここでは鍼灸治療が末梢循環に及ぼす影響と作用機序について、これまでの基礎研究と筆者らの研究結果から考察したいと思います。

軸索反射の関与

　侵害刺激によってポリモーダル受容器が興奮し、発生した活動電位が神経

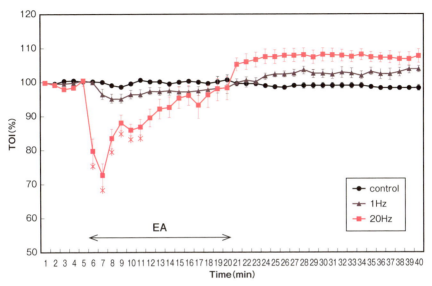

図1 鍼通電刺激(EA)による酸素化ヘモグロビン濃度(TOI)の影響
足三里穴(ST36)—下巨虚穴(ST39)への20HzのEAにより、酸素化ヘモグロビン濃度(TOI)は通電中有意に低下し、通電後増加した。
＊：p＜0.05 vs baseline(参考文献1より引用改変)

線維の分岐部に達すると、活動電位は脊髄に順行するだけでなく、他の分枝を末梢方向に逆行します。

逆行した活動電位が神経終末に達すると血管拡張物質であるサブスタンスP（substance P：SP）やカルシトニン遺伝子関連ペプチド（calcitonin gene-related peptide：CGRP）などのニューロペプチドが放出されます。これらのニューロペプチドの作用によって血管拡張反応が起こります。

鍼灸刺激もポリモーダル受容器を興奮させ、その情報はC線維を介して脊髄に伝わり、一方で軸索反射による血管拡張反応によって鍼刺激局所の末梢循環が改善すると考えられています[2]。

実際、Jansenら[3]は麻酔ラットの皮弁部へのEAによりSPやCGRP投与時

と同様の血流増加が引き起こされることを報告し、EAによる刺激局所の血流増加にSPやCGRPの関与を示唆しました。

また麻酔ラットで、脊髄後根の電気刺激による筋血流増加反応がCGRP受容体遮断薬投与によって消失することも報告されています[4]。灸についても灸様の電子温灸をラットの腓腹筋に加えた際に生じる筋血流増加反応がCGRP受容体遮断薬投与によって消失することが報告されています[5]。

これらの一連の基礎研究からは鍼灸刺激により神経終末で軸索反射を介してCGRPが放出されることによって刺激局所において血管拡張が起こると考えられています。

一酸化窒素の関与

近年、鍼灸刺激による末梢循環改善について血管内皮細胞から放出される一酸化窒素(nitric oxide：NO)の関与も示唆されています。動脈の最も内側にある血管内皮細胞が刺激されると、細胞内のカルシウムイオン濃度が上昇し、NO合成酵素が活性化し、それによって放出されたNOが血管平滑筋を弛緩させます。

Loaizaら[6]は麻酔ラットの膝関節包の細動脈がEAにより拡張することを明らかにし、NO合成酵素阻害剤(NG-Nitro-L-arginine methyl ester：L-NAME)投与下では、細動脈は収縮し、平均血圧が上昇することから、EAによる血管拡張はNOによって生じている可能性を示唆しました。

筆者ら[7, 8]も鍼灸刺激による局所の皮膚血流増加へのNOやプロスタグランジン(prostaglandin：PG)の関与についてヒトの皮膚でマイクロダイアリシスを用いた研究を行いました。

マイクロダイアリシスとは細いマイクロダイアリシスプローブを皮内に留置し、微細な穴のある半透膜の部分より薬剤を拡散する方法です。溶液の投

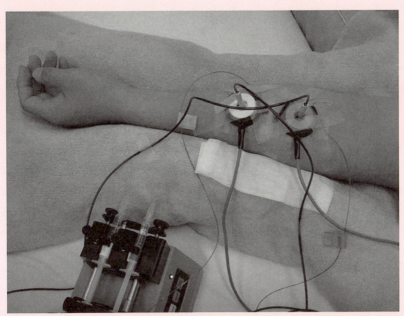

図2　マイクロダイアリシスによる溶液の投与と皮膚血流量の測定
皮内に留置したマイクロダイアリシスプローブの半透膜を介して溶液の投与を行い、投与した部位の皮膚血流量をレーザードップラー血流計で連続測定した。電子温灸器の加温導子の中心にレーザードップラー血流計のプローブを挿入した。
（参考文献7より引用改変）

与にはマイクロシリンジポンプを用いて、一定の流量で注入します。

　温灸と皮膚血流の研究では、マイクロダイアリシスを用いて薬剤を投与した箇所の皮膚上に温灸の代用としてドーナツ型の電子温灸器（CS-2000、カナケン社）の加温導子を置き、加温部の皮膚血流量の変化を連続測定しました（図2）。

　実験1では電子温灸による皮膚血流反応へのNOの関与について1本のプローブにはL-NAMEを皮内へ投与し、もう1本のプローブにはコントロール

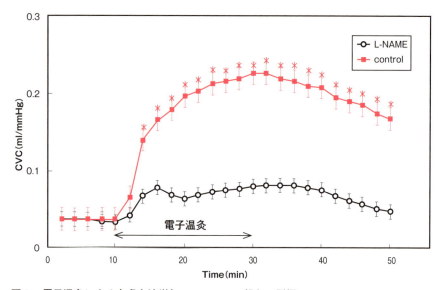

図3　電子温灸による皮膚血流増加へのL-NAME投与の影響
電子温灸による皮膚血流増加はL-NAME投与部（○）でコントロール（■）に比べて有意に減弱した。
＊：$p < 0.05$；L-NAME vs Control（参考文献7より引用改変）

としてリンゲル液のみ投与し、比較しました。その結果、L-NAMEを投与した部位では、皮膚血流増加はコントロールに比べて有意に減弱しました（図3）。

実験2ではPGの関与を調べました。実験1と同様にマイクロダイアリシスを用いて、1本のプローブにはアラキドン酸からPGを生合成する酵素であるシクロオキシゲナーゼ（cyclooxygenase：COX）を阻害するKetorolac（KETO）を皮内へ投与し、もう1本のプローブにはコントロールとしてリンゲル液のみ投与し、比較しました。その結果、電子温灸による皮膚血流増加はKETOを投与した部位とコントロールで有意差は認めませんでした（図4）。

したがって、電子温灸による皮膚血流増加にはNOが大きく関与しており、

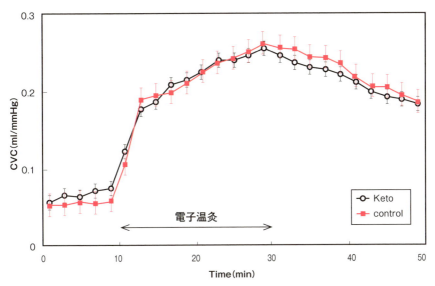

図4　電子温灸による皮膚血流増加へのKetorolac投与の影響
電子温灸による皮膚血流増加はKetorolac投与部（○）とコントロール（■）の比較で有意差を認めなかった。
（参考文献7より引用改変）

PGの関与は少ないことが示唆されました。また、L-NAME投与部でも軽度の皮膚血流増加がみられたことから、NOに依存しない血管拡張機構の関与も示唆されました（図3）。

次に筆者らは鍼刺激による皮膚血流増加へのNOの関与についても検討しました。電子温灸の研究と同様に2本のマイクロダイアリシスプローブを皮内に留置した後、1本のプローブにはL-NAMEを投与し、もう1本のプローブにはコントロールとしてリンゲル液を投与しました。

鍼刺激はプローブの近傍に置鍼をしました。鍼刺激による皮膚血流増加をL-NAME投与部とコントロールとでレーザー血流画像化装置を用いて比較検討しました。その結果、鍼刺激による皮膚血流増加はL-NAME投与部でのコ

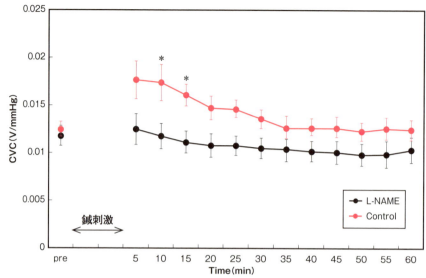

図5 鍼刺激による皮膚血流増加へのL-NAME投与の影響
鍼刺激後の皮膚血流増加はL-NAME投与部(●)でコントロール(●)に比べて減弱した。
＊：p＜0.05；L-NAME vs Control （参考文献8より引用改変）

ントロールに比べて抑制しました(図5)。

　筆者らは鍼灸刺激による皮膚血管拡張のメカニズムについて、とくにNOの関与を明らかにするためにマイクロダイアリシスを用いて検討しました。その結果、電子温灸や鍼刺激による局所の皮膚血流増加にはNOの関与が示唆されました。

　また、L-NAME投与部でも血流増加がみられることからNO以外の血管拡張機構の関与についても示唆されました。この点についてはCGRPやアデノシンなどの血管拡張物質の関与が推測されます。

交感神経の関与

　皮膚や筋の血管平滑筋は交感神経によって神経性調節を受けています。これらの交感神経活動はそれぞれ、皮膚交感神経活動（skin sympathetic nerve activity：SSNA）、筋交感神経活動（muscle sympathetic nerve activity：MSNA）と呼ばれ、SSNAは皮膚の血管平滑筋と汗腺を支配し、MSNAは骨格筋の血管平滑筋を支配しています。

　SSNAやMSNAはマイクロニューログラフィーを用いてヒトの末梢神経から直接測定可能です。SSNAやMSNAは自発的に発射しており、発射頻度が増えれば、皮膚や筋の血管平滑筋は収縮し、逆に発射頻度が減少すれば、受動的に血管は拡張します。

　Takahashiら[9]はマイクロニューログラフィーを用いて、下腿部への温熱療法が下肢血流と腓骨神経のMSNAに及ぼす影響について検討しました。その結果、加温中にMSNAの発射頻度は低下し、加温後には回復することを明らかにしました。

　さらに温熱療法により加温部の下肢血流量は増加したことから、加温部の下肢血流量の増加にはMSNAの低下による受動的な骨格筋の血管拡張が関与していることを示唆しました。

　鍼灸治療による末梢循環動態の変化にもSSNAやMSNAの関与の可能性が考えられています。しかし、これまでのマイクロニューログラフィーを応用した研究では一定の見解は得られていません。

　たとえばSugiyamaら[10]は、健常者の腓骨神経からMSNAを記録し、足三里穴（ST 36）への鍼刺激がMSNAを亢進し、同時に心拍数の低下がみられたことより、足三里穴（ST 36）への鍼刺激はMSNAと副交感神経活動をともに賦活すると推察しました。

　またKnardahlら[11]は、健常者の腓骨神経からMSNAを記録し、合谷穴（LI 4）と曲池穴（LI 11）の間でEAを行いました。その結果、MSNAは刺激後、刺

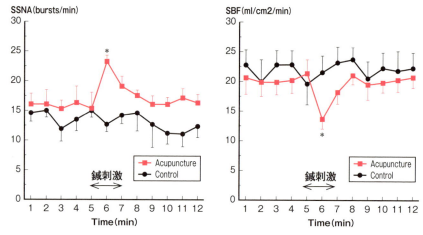

図6　鍼刺激によるSSNAと皮膚血流量への影響
合谷穴(LI 4)への鍼刺激によりSSNAは一過性に増加し、皮膚血流量(SBF)は低下したが、置鍼中に回復した。
＊：$p < 0.05$；Acupuncture vs Control（参考文献12より引用改変）

激前値に比べて有意に上昇しました。

筆者ら[12]も合谷穴(LI 4)への鍼刺激が正中神経のSSNAを一過性に増加させ、同時に支配領域である示指指先部の皮膚血流低下を引き起こすことを報告しました(図6)。

興味深いことに近年、心不全[13]や多嚢胞性卵胞症候群[14]などの疾患患者ではMSNAが亢進しており、それらの疾患患者では鍼治療によってMSNAの発射頻度が低下したことが報告されています。すなわち、交感神経が緊張した疾患患者では、上記の健常者での報告と異なり鍼灸治療によってMSNAの低下にともなう血管拡張や筋緊張の緩和が起こる可能性が推測されます。

結論として、鍼灸治療による末梢循環の改善にはCGRPやNOなどの血管拡張物質の関与が考えられ、交感神経の関与については報告が少なく未だに不明と思われます。

美容のための鍼灸治療においても局所でのCGRPやNOなどの血管拡張物質の作用により、皮膚や筋の血流改善や代謝の促進、酸素供給が起こり、治療効果に結びついている可能性が示唆されます。

■参考文献
1) Kimura K, Ryujin T, Uno M, Wakayama I : The effect of electro-acupuncture with different frequencies on muscle oxygenation in humans. *Evidence based Complementary and Alternative Medicine*, 2015.
2) Kawakita K, Gotoh K. : Role of polymodal receptors in the acupuncture-mediated endogenous pain inhibitory systems. *Prog Brain Res* 1996; 113: 507-23.
3) Jansen G, Lundeberg T, Kiartansson J, *et al*. : Acupuncture and sensory neuropeptides increase cutaneous blood flow in rats. *Neurosci Lett* 1989; 97: 305-9.
4) Sato A, Sato Y, Shimura M, *et al*. : Calcitonin gene related peptide (CGRP) produces skeletal muscle vasodilation following antidromic stimulation of unmyelinated afferents in the dorsal root in rats. *Neurosci Lett* 2000; 283: 137-40.
5) Noguchi E, Ohsawa H, Takagi K. : Neural mechanism of localized changes in skeletal muscle blood flow caused by moxibustion-like thermal stimulation of anesthetized rats. *J Physiol Sci* 2009; 59: 421-7.
6) Loaiza LA, Yamaguchi S, Ito M, *et al*. : Electroacupuncture stimulation to muscle afferents in anesthetized rats modulates the blood flow to the knee joint through autonomic reflexes and nitric oxide. *Auton Neurosci* 2002; 97: 103-9.
7) Kimura K, Takeuchi H, Yuri K, Wakayama I. : Inhibition of nitric oxide synthase attenuates cutaneous vasodilation during warm moxibustion-like thermal stimulation in humans. *J Altern Complement Med*; 18, 965-70. 2012
8) Kimura K. Takeuchi H. Yuri K. Wakayama I. : Effects of nitric oxide synthase inhibition on cutaneous vasodilation in response to acupuncture stimulation in humans. *Acupuncture in Med*, 31,74-80. 2013
9) Takahashi N, Nakamura T, Kanno N, Kimura K, Toge Y, Lee KH, Tajima F. : Local heat application to the leg reduces muscle sympathetic nerve activity in human. *Eur J Appl Physiol* 2011; 111: 2203-11.
10) Sugiyama Y, Xue YX, Mano T. : Transient increase in human muscle sympathetic nerve activity during manual acupuncture. *Jan J Physiol* 1995; 45: 337-45.
11) Knardahl S, Elam M, Olausson B, Wallin BG. : Sympathetic nerve activity after acupuncture in humans. *Pain* 1998; 75: 19-25.
12) Kimura K, Masuda K, Wakayama I. : Changes in skin blood flow and skin sympathetic nerve activity in response to manual acupuncture stimulation in humans. *Am J Chin Med* 2006; 34: 189-96.
13) Middlekauff HR, Hui K, Yu JL, Hamilton MA, Fonarow GC, Moriguchi J, Maclellan WR, Hage A. : Acupuncture inhibits sympathetic activation during mental stress in advanced heart failure patients. *J Card Fail* 2002; 8: 399-406.
14) Stener-Victorin E, Jedel E, Janson PO, Sverrisdottir YB. : Low-frequency electroacupuncture and physical exercise decrease high muscle sympathetic nerve activity in polycystic ovary syndrome. *Am J Physiol Regul Integr Comp Physiol* 2009; 297: 387-95.

基礎研究

鍼灸治療が末梢循環に及ぼす影響と作用機序

木村 研一

基礎研究
接触鍼の臨床効果

接触鍼は「自律神経」「白血球（免疫）」「エネルギー産生」のバランスを調整し、「美容」と「健康」に役立つことが明らかになりました。

渡邉 真弓　*Mayumi Watanabe*

接触鍼の歴史

　今日、鍼施術の現場では、皮膚に刺入する鍼が多く使用されています。一方、小児鍼、ローラー鍼などの皮膚に刺入しない鍼を接触鍼といいます。

　鍼灸の起源を西洋のチロル地方で発見されたアイスマンに求められるという報告があります[1]。その理由は、足太陽膀胱経に沿った腧穴に入れ墨があったという調査結果からです。アイスマンが生きていた新石器時代の鍼の形状は砭石（鋭利な石器）で、刺入しない鍼だったのでしょう。

　東洋の場合、この砭石が前漢時代（およそ紀元前２世紀）の『黄帝内経』に記載されている金属製の古代九鍼へと発展したと考えられています[2]。この９種類の鍼の中には皮膚に刺入することなく刺激する接触鍼もあり、現代の臨床でもよく使われます。

接触鍼を利用する理由と効用

　接触鍼が今日でも使用される理由が三つ考えられます。

　第１に、数千年にわたり使用されていることの有効性です。

　第２に、接触鍼は刺入しない非侵襲性なので、感染や組織損傷の可能性が低く安全性が高いことです。

　第３に、長い歴史を経るうち、鍼灸施術方法に流派による大きな差異が生

じましたが、接触鍼は現代鍼の起源であり、施術方法はシンプルで使用法による違いは少ないため、流派にかかわらず使用頻度が高いことです。

本稿では、これまで報告されることが少なかった接触鍼の効用について、「自律神経」「白血球（免疫）」そして「エネルギー産生」の観点より現代医学用語を用いて解説します。

自律神経系（交感神経系と副交感神経系）

私たちの身体には約60兆の細胞があります。これらは、それぞれが一つの目的に対して、一致協力して働きます。この働きを無意識下でコントロールしているのが自律神経系です。自律神経系には、交感神経系と副交感神経系の二つの系（システム）があります。

交感神経系は、心臓の働きを高めたり、呼吸を速めたりして、消化を抑制して、たとえば運動するときに働きます。この働きは、カテコラミン（アドレナリンやノルアドレナリン）が媒介します。

副交感神経系は、心臓や呼吸をおだやかにして、消化を促進するなど、私たちがリラックスするときに働きます。この働きは、アセチルコリンが媒介します。

私たちの身体の中にあるほぼ全ての臓器は、この交感神経と副交感神経が高まったときの反応を表に示します。近年、新潟大学名誉教授・安保徹博士や故福田稔博士の研究により、免疫を担当する細胞である白血球も自律神経支配を受けることが明らかになりました[3〜6]（図１Ａ）。

白血球－免役を担当する細胞

免疫とは、病気の原因となる細菌などが体内に入り込んだり、がん細胞な

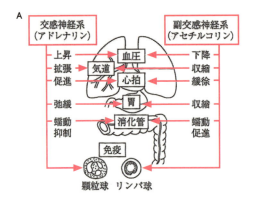

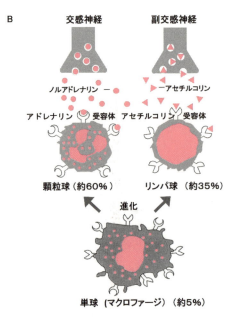

図1 自律神経系(交感神経系と副交感神経系)はほぼ全身を支配する。白血球も支配する。
　A：ほぼすべての臓器は交感神経または副交感神経の支配を受けることを示す。
　　「医療が病をつくる」[6] 岩波の図　改
　B：白血球と自律神経の関係。顆粒球はアドレナリン受容体を、リンパ球はアセチルコリン受容体をもつ模式図。
　Abo T et al, 2010の図[4]　改

どで異常が生じた場合、それらを取り除く防御システムのことです。白血球は、血液 1 マイクロメートル中に 5 〜 8000 個含まれます。

　白血球を大きく分けると、単球、顆粒球、リンパ球の 3 種類になります。健康な人の場合、おおよそ、単球（マクロファージ）が 5 ％、リンパ球が 35（このとき顆粒球は 60 ％）〜 41 ％（このとき顆粒球は 54 ％）です。

　単球は白血球の基本となるもので、血液に乗り全身を駆け巡り異物の貪食（飲み込むこと）や異常細胞を処理します。このうち貪食の力を強調したのが顆粒球、異物の認識能力が高いのがリンパ球です。

　顆粒球にはアドレナリン受容体が、リンパ球にはアセチルコリン受容体があり、それぞれ、交感神経、副交感神経の支配を受けます[3)〜6)]（図 1 B）。

自律神経のバランス―顆粒球人間とリンパ球人間

　ここで、現代医学に基づいた自律神経のバランスの概念を、人間の状態によって「（交感神経が緊張している）顆粒球人間」と「（副交感神経優位の）リンパ球人間」の二つのタイプに分けて具体的に考えてみましょう[3)〜6)]。

　「顆粒球人間」の特徴は、男性に多くみられるように、やせ型・筋肉質で皮膚は浅黒く、交感神経緊張気味で、脈は速く、概して攻撃的、意志が強い。しかし、怒りやすく、視野が狭く、ストレスに弱い。顆粒球の比率が 70 ％前後の人に、この傾向がみられます[5)]。

　「リンパ球人間」の場合、女性によくみられるように、ふくよかで、皮膚はみずみずしくて色白、副交感系優位で、ゆったりした性格、感受性が強い。やや散漫な面もありますが、レジリエンス（ストレスに対する耐性）があります。しかし、うつ病に近い場合もあります。リンパ球の比率が 40 ％前後の人の場合、とくにこの傾向がみられます[5)]。

　大事なことは、これらの二つの要素が誰の中にもどちらも何割か共存して

いて、時と場合によって二つの要素のバランスが変化するということです。このことは、鍼灸・マッサージや漢方など伝統医療の世界で使われる陰と陽のバランスの概念を考えると、参考になるかもしれません。

● ストレスが自律神経のバランスに影響を及ぼし低体温・高血糖を引き起こす

　交感神経と副交感神経のバランスが崩れると、病気になります。その大きな原因はストレスです。ストレス(ストレッサー)には、寒さ、空腹、睡眠や運動不足など身体面でのストレスのほかに、悩みや不安などの心理面でのストレスもあります。

　強すぎるストレスを受けると自律神経の状態がアンバランスになります。たとえば今から約100年前、ストレスを受けると「自律神経のうち交感神経の働きが高まる」とW. B. キャノンが、その後、「脳─副腎系が働き糖質コルチコイド(血糖値を上昇させるホルモン)が分泌される」とH. セリエが報告しています[7)～9)]。

　交感神経緊張下では、カテコラミンによる体温低下および糖質コルチコイドによる血糖値の上昇が起こります[10)]。筆者らは、マウスに拘束(体を動かせない)ストレスを与え、体温低下と血糖上昇を確認すると同時に、ストレス開放後、体温と血糖の回復を確認しました[11)～12)](図2)。

　がん患者には、発病前には慢性的なストレスに悩まされる人が多いことが、臨床家の間ではよく知られています。そこで、ストレスに対するレジリエンスのある健康な人と、ストレスが多いがん患者を比較したところ、がん患者には、低体温が目立つことが明らかになりました[13)](図3 A)。

　さらに、がん患者の、血糖値、白血球・赤血球の数、そして、顆粒球・リンパ球の割合にも有意な差がみられました(図3 B)。

基礎研究

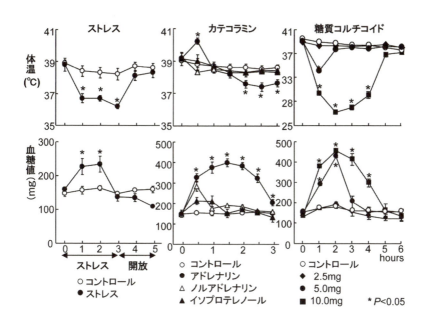

図2 動物実験の結果、ストレスにより、高血糖・体温低下が起こり、ストレスから開放されると高血糖・低体温から回復した。カテコラミン（アドレナリン、ノルアドレナリン）や糖質コルチコイドを投与しても同様に高血糖・体温低下がみられた。
Watanabe M et al, 2008[11]、Kainuma E et al 2009[12]の図 改

つまり、がん患者にはストレスのほかに、低体温・高血糖がみられるのです。このようにストレスは、自律神経や白血球のバランスに影響を及ぼすので、健康や美容を考えるうえで重要な要素となります。

● 接触鍼による一過性の自律神経のバランス変化（一過性の交感神経緊張）

これまで、刺入する鍼灸施術のメカニズムについて、免疫および自律神経系とのかかわりの可能性を示唆してきました[14)~16)]。それでは、刺入しない

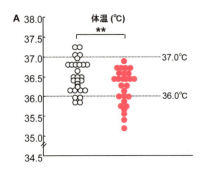
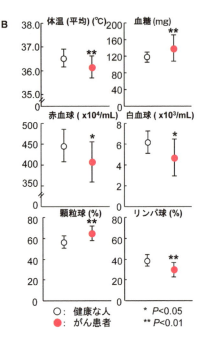

図3 がん患者の内部環境にはストレス同様、低体温・高血糖がみられた
A：健康な人（○；n=27）とがん患者（●；n=28）を比較したところ、健康な人に比べて、がん患者には低体温が多い。
B：平均値を示す。がん患者には、低体温・高血糖がみられた。
また健康な人は白血球・赤血球の数が少なく、顆粒球・リンパ球の比率も異なっていた。
[Watanabe M et al, 2010[13)]の図　改

　鍼（接触鍼）などを用いて、身体の外部（体表）に物理的な刺激を与えることは、身体の内部環境にどのような影響を及ぼすのでしょうか。このことを知るため、次のような実験を行いました（図4A）。

　健康な人を対象に、足の太陽膀胱経に沿った接触鍼による施術前後と20分後における体表温度を5カ所（印堂、左右合谷、左右太衝）で測定しました。その結果、有意差は得られなかったものの、「一過性」の体表温度の低下がみられました（図4C）。

　体表温度の低下理由として、一過性の交感神経緊張が考えられます（一時間以内に体温は回復）。「一過性」とは、急速に出現・消滅することです。このことは、カテコラミン（とくにアドレナリン）の半減期（分解されて半分に

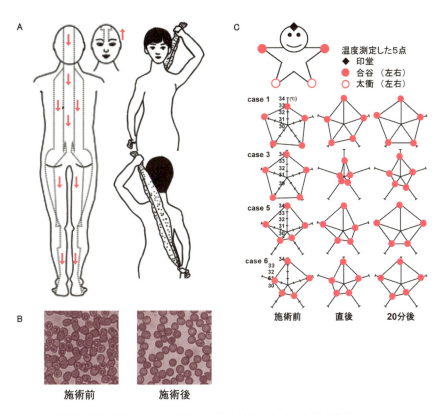

図4 接触鍼と乾布摩擦による実験を行い施術前後の生体の状態を比較した
A：接触鍼は施術者が、乾布摩擦は参加者が自分で行った。
B：実験前に連銭赤血球がみられた場合、接触鍼でも乾布摩擦でも連銭赤血球の消失がみられた。
C：末端での体表温度の変化。接触鍼、施術前に比べ、直後に「一過性」に低下し、20分後以降に回復した。
Watanabe M et al, 2012[17]、Watanabe M et al, 2012[18] の図 改

なる)が短い事実と矛盾しません。

　これを静脈血の採血を行い確認しました。接触鍼施術前に比べ、施術直後、体温・脈拍、血液中の酸素濃度が低下しました。このとき、カテコラミン(アドレナリンやノルアドレナリン)値が上昇していたことから、接触鍼を

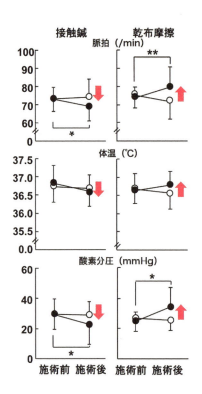
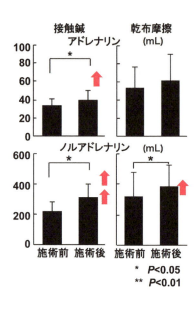

図5　接触鍼と乾布摩擦の前後の比較。接触鍼と乾布摩擦では、脈拍、体温、酸素分圧が反対の変化を示した。アドレナリン、ノルアドレナリンはともに上昇したが、接触鍼の変化の量は乾布摩擦より大きかった。
Watanabe M et al, 2012[17]）、Watanabe M et al, 2012[18]）の図　改

用いた施術が、一過性に自律神経のバランスに影響を与えたことが示唆されます[17]）。この結果は、これまで報告されてきた「刺入する鍼」を用いた研究の結果と矛盾しません。

● 乾布摩擦前後の内部環境の変化を接触鍼の施術前後の結果と比較する

　この結果を確認するため、接触鍼施術前後の結果と乾布摩擦前後の実験を比較しました。乾布摩擦では、乾いた柔らかな木綿の手ぬぐいを用いて、実験参加者が自分で摩擦しました(図4A)。

　興味深いのは、鍼灸施術では低下がみられた体温・脈拍・血液中の酸素濃度が、乾布摩擦では、逆に上昇していることです(図5)。一つの理由として、施術者に行ってもらう受け身の接触鍼施術と異なり、乾布摩擦は自分自身で能動的に行ったため、軽く筋肉を動かす有酸素運動後と同様に体温・脈拍・血液中の酸素濃度が上昇したと考えられます。もう一つの理由として、実験前後のカテコラミンの変化が考えられます。乾布摩擦前後では有意差を得られなかったアドレナリン濃度は、接触鍼施術前後を比較した場合、有意差がみられました。

　さらに、ノルアドレナリン値の場合、乾布摩擦でも接触鍼施術でも有意な上昇が確認できました。しかし、乾布摩擦に比べて接触鍼施術のほうがノルアドレナリン値の上昇幅が大きかったのです[18]。

　これらの結果から、接触鍼よりも乾布摩擦のほうが広い範囲を刺激するものの、得られる効果については接触鍼施術が乾布摩擦より大きいことが示されました。この理由として、施術者のもつ技術と経験以外に、刺激する部位の深さも考えられます。しかし、さらなる研究が必要です。

　また、接触鍼施術、乾布摩擦ともに、初回の刺激より複数回刺激後が有意差は得られなかったものの効果が大きかったことも明らかになりました(未発表データ)。この反対に、乾布摩擦の場合ですが、免疫細胞の一種であるNK細胞活性は、刺激実験終了5日後には、ほぼ実験前の数値に低下したという報告もあります[19]。

　これらを総合的に考察すると、皮膚に刺入しない接触鍼でも乾布摩擦で

も、体表を刺激することで一定の効果が得られる、豊富な経験と性格な技術をもつ施術者が行うと効果が高まる、そして、継続することが大切であることが明らかになりました。

入院中の排尿困難の超高齢者に対する接触鍼の効果

これまで、健康な人に接触鍼を用いた例を述べましたが、次に興味ある臨床例として、入院中の超高齢者（92歳）の排尿困難に接触鍼の効果が認められた症例を紹介します。

この方は、施術開始前日わずか40mLであった尿量が施術後平均1000mL以上（14回の施術後の尿量の平均）に増加しました[20]（図6A，B）。理由として、排尿を促す排尿筋（平滑筋）は骨盤神経（副交感神経）の働きで収縮することが挙げられます[21,22]。

排尿には副交感神経の働きが必要で、交感神経の過度の緊張を抑制する必要があります。施術前にすでに交感神経緊張状態の身体に、接触鍼を用いた施術を行うことで、さらなる「一過性」の交感神経緊張が加わり、その反動で、副交感神経が働き始めた可能性が考えられます。接触鍼施術が自律神経のバランスに変化を及ぼしたこの現象は、伝統医学の「陰陽消長」の概念と似ているかもしれません。

しかしながら、全身状態が重篤であった死亡直前の最終回には、尿量増加はみられませんでした[20]。これは、身体の外側を物理的に刺激する施術を行っても、身体の内部環境の「ホメオスターシス」が不全の場合には、有効ではない可能性を示すと考えられます。

このように、身体に刺入しないので刺激量が少ないように思われる接触鍼による刺激でも、知識と経験があれば、必要な効果を得られる可能性があります。とくに入院中の超高齢者や終末期的な人の場合、感染や組織損傷の危

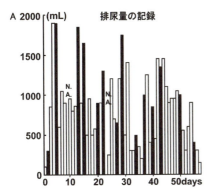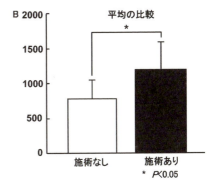

図6 入院中の排尿困難の後期高齢者に対して接触鍼を用いた施術による排尿量の変化を図に示す
　A：毎日の排尿量記録。施術なしの日（□）に比較して、施術ありの日（■）の排尿量は多かった。50日目以降は、増加はみられなかった。N.A.は排尿量の記録しなかった。
　B：統計学的解析の結果。
Watanabe M et al, 2013[20]の図　改

険性があるので、刺入する鍼を用いた施術は非常に困難です。
　したがって、毎年増えていく高齢者と処方薬や医療費問題に対するアプローチの一つとして接触鍼を提案することができると考えます。

二つのエネルギー産生系のシフト、そして、自律神経系血流の変化

　手指の爪の付け根にある毛細血管の血流を、顕微鏡を用いて観察することができます。たとえば、寒かったり、驚いたり、怒ったりすると、毛細血管のスイッチがオフになり血流は止まります。
　身体を温める、リラックスする、軽い運動をするなど状況が変化すると、再びスイッチがオンになり再度流れ始めます。つまり、毛細血管内の血流にはスイッチのような働きがあると考えられます（図7 A）。

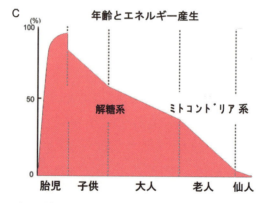

図7 赤血球が狭い毛細血管の中を流れていく模式図、およびヒトの一生のエネルギー産生系の図
A：毛細血管の血流のオン・オフのスイッチ切り替えの模式図。
B：赤血球および毛細血管壁表面はマイナスに帯電し反発力を誘発すると考えられる。
C：年齢とエネルギー産生（解糖系とミトコンドリア系）のシフトのイメージ。
Abo T et al, 2014[23)]、Abo T et al, 2013[27)] の図　改

　交感神経緊張などが原因で血液循環のスイッチがオフになると、赤血球や毛細血管壁の表面のマイナス帯電が減少します。このとき、赤血球は凝集したり毛細血管壁に付着したりするので、毛細血管の流れのスイッチ・オフ

の機能と関連する可能性があります[23]（図７Ｂ）。理由としては、たとえば、アフリカのサバンナで、シカがライオンなどの捕食者から逃れる際には、負傷するかもしれません。負傷すると傷口の出血により生命が危険となります。その危険を防ぐため進化の過程において、血液を凝固させて生き延びるようになったのです。このとき、交感神経機能を高め（副交感神経を抑制）ているので、毛細血管の収縮により血流が低下して血液中の酸素濃度も低下します。その結果、低酸素でも活躍できる解糖系を利用してエネルギーを産生し、シカはライオンから逃げたり、ときには戦ったりすることができるのです（反対に酸素が豊富だとミトコンドリアでエネルギーを産生します）[24]。

刺入する鍼を用いた施術後に、血流流動性が上昇したという報告があります[25]。刺入しない乾布摩擦の実験後には、連銭赤血球（コインのように赤血球が凝集する）の解消がみられました[17]（図４Ｂ）。

これらのことから、ストレスの多い現代社会においては、交感神経緊張に傾きやすい自律神経のバランスの調整を通じて血流を改善することは非常に重要と考えられます。

美容と健康 － 心と身体のバランスを整える

古来、健康な人の顔色は、「白絹で朱を包んだ時の色沢」といわれます。このとき、「心」の臓の生気がしっかりしています（「生於心。如以縞朱裏」五蔵生成論篇第十）。アンチエイジングなど若く健康であることを目指す「美容」の秘密はここにあるのかもしれません。

伝統医学と東洋医学の用語は、似て非なるものですが、「白絹で朱を包んだ時の色沢」は、交感神経が過剰に緊張していない「リンパ球人間」にみられる「色白」で、血流が良いので適度な「赤み」が「朱」色にみえているのかもしれません。また「心」は全身に「血」を送り出し、精神的な働きをコ

ントロールするので、「心」の臓がしっかりしていることは、大変重要です。

　伝統医学の概念を現代医学の言葉に翻訳する作業は、現在、発展途上段階にとどまっています。しかし伝統医学の考え方でも、現代医学的な自律神経や白血球（免疫）の数値でも、大事なことは適度なバランスを保つことです。

　伝統医学の世界では、身体の表面を刺激したり、身体の内部に投入する飲食を工夫したりして、心と身体のバランスを整えてきました。このバランスの調整は非常に微妙です。

　しかし、心と身体のバランスは、ただ一つのポイントのみに限定されているのではありません。そこには「ホメオスターシス」と呼ばれる一定の幅があり、その中にあるとき、健康でいることができると考えられています。

　とくに春夏秋冬がある日本では、身体の外の気温や大気圧の変化に合わせて、「ホメオスターシス」の幅のなかで、身体の内部環境が変化します[26]。

　年齢によっても、体の内部環境や主なエネルギー産生系は変化します[27]（図７Ｃ）。たとえば、「稚幼の体」とも呼ばれる子どもの身体は「気」で充満していますが、加齢が進むにつれて、「気」は徐々に減少し、やがてなくなり死を迎えます。このことは、現代医学の二つのエネルギー産生系である解糖系とミトコンドリア系との使い分けとバランスと関連させて説明することができるかもしれません。

　以上、述べてきたように「美容」と「健康」はいずれも、自律神経、白血球（免疫）、エネルギー産生の絶妙なバランスの上に立脚すると考えられます。そして、これまでの研究結果から、接触鍼はこれらのバランスを調整するうえで役立つと思われるため、さらなる研究を重ねて、この可能性を検証する必要があります。

■ 参考文献

1) Dorfer L, Moser M, Spindler K, Bahr F, Egarter-Vigl E and Dohr G (1998) 5200-year-old acupuncture in central Europe? Science, 282:242-243.
2) Ma K. (1992) The roots and development of Chinese acupuncture: From prehistory to early 20th century. Acupuncture in Medicine, 10:92-99.
3) Abo T. and Kawamura T. (2002) Immunomodulation by the autonomic nervous system: Therapeutic approach for cancer, collagen diseases, and inflammatory bowel diseases. Therapeutic Apheresis, 6:348-357.
4) Abo T, Kawamura T, Watanabe M, Tomiyama-Miyaji C. (2010) Autonomic nervous system control of leukocyte distribution: physiology and implications for common human diseases. Brainimmune, http://www.braiimmune.com/
5) 安保徹、『未来健康学』、PHP文庫、PHP研究所、2011年
6) 安保徹、『医療が病いをつくる ― 免疫からの警鐘』、岩波現代文庫、岩波書店、2012年
7) Cannon WB. (1933) Chemical mediators of autonomic nerve impulses. Science, 78:43-48.
8) Selye H, Bois P. (1957) The hormonal production of nepherosclerosis an periarteritis nodosa in the primate. British medical journal, 5012:183-186.
9) Selye H. (1937) Significance of adrenals for adaptation. Science, 85:247-248.
10) McEwen, B.S. (2004) Protection and damage from acute and chronic stress, allostasis and allostatic overload and relevance to the pathophysiology of psychiatric disorders. Annals of the New York Academy of Sciences, 1032:1-7.
11) Watanabe M, Tomiyama-Miyaji C, Kainuma E, Inoue M, Kuwano Y, Ren H, Shen J, Abo T. (2008) Role of alpha-adrenergic stimulus in stress-induced modulation of body temperature, blood glucose and innate immunity. Immunol Lett., 115:43-9.
12) Kainuma E, Watanabe M, Tomiyama-Miyaji C, Inoue M, Kuwano Y, Ren H, Abo T. (2009) Association of glucocorticoid with stress-induced modulation of body temperature, blood glucose and innate immunity. Psychoneuroendocrinology, 34:1459-1468.
13) Watanabe M, Miyajima K, Matsui I, Tomiyama-Miyaji C, Kaimuma E, Inoue M, Matsumoto H, Kuwano Y, Abo T. (2010) Internal environment in cancer patients and proposal that carcinogenesis is adaptive response of glycolysis to overcome adverse internal conditions. Health, 2:781-788.
14) Amagai T, Itoi M, Tsukamoto N. (2003) Modulation of Immune responses by nervous system – relation to acupuncture and moxibustion therapy (Japanese). Journal of the Japan society of acupuncture and moxibustion, 53:152-158 2003
15) Mori H, Nishijo K, Kawamura H, Abo T. (2002) Unique immunomodulation by electro-acupuncture in humans possibly via stimulation of the autonomic nervous system. Neurosci Lett., 320:21-24.
16) Nishijo K, Mori H, Yosikawa K, Yazawa K. (1997) Decreased heart rate by acupuncture stimulation in humans via facilitation of cardiac vagal activity and suppression of cardiac

sympathetic nerve. Neurosci. Lett., 227:165–168.
17) Watanabe M, Takano O, Tomiyama C, Matsumoto H Urahigashi N, Kainuma E, Madarame T, Fukuda M, Abo T. (2012) The effects of application of an ancient type of acupuncture needle on body temperature, immune function and the autonomic nerve system. Health, 4:775-780.
18) Watanabe M, Takano O, Tomiyama C, Matsumoto H, Kobayashi T, Urahigashi N, Urahigashi N, Abo T (2012) Skin rubdown with a dry towel, "kanpu-masatsu" is an aerobic exercise affecting body temperature, energy production, and the immune and autonomic nervous systems. Biomedical Research, 33:243-248.
19) Iwama H, Akama Y. (2002) Skin rubdown with a dry towel activates natural killer cells in bedridden old patients. Med Sci Monit., 8:CR611-5.
20) Watanabe M, Takano O, Tomiyama C, Guan JJ, Hou GH, Mori H, Nishijo N, Abo T, Akazawa K. (2013) The effects of application of an ancient type of acupuncture needle on increase in urination of hospitalized oldest-old people. Health, 5:1092-1098
21) Tsuchida S. (1989) Nervous control of micturition. Japanese Journal of Urology, 80:1257-1277.
22) Creasey GH, Craggs MD (2012) Functional electrical stimulation for bladder, bowel, and sexual function. Handbook of Clinical Neurology, 109, 247-257.
23) Abo T, Watanabe M, Tomiyama C, Kanda Y. (2014) On/off switching of capillary vessel flow controls mitochondrial and glycolysis pathways for energy production. Med Hypotheses, 83:99-100
24) Kainuma E, Watanabe M, Tomiyama-Miyaji C, Inoue M, Kuwano Y, Ren H, Abo T. (2009) Proposal of alternative mechanism responsible for the function of high-speed swimsuits. Biomedical Research, 30:69-70.
25) Ishikawa S, Murai M, Sato T, Sunagawa M, Tokita E, Aung SK, Asano K, Hisamitsu T. (2011) Promotion of blood fluidity by inhibition of platelet adhesion using electroacupuncture stimulation. J Acupunct Meridian Stud. 4:44-53.
26) Fukuda M, Moroda T, Toyabe S, Iiai T, Kawachi Y, Takahashi-Iwanaga H, Iwanaga T, Okada M, Abo T. (1996) Granulocytosis induced by increasing sympathetic nerve activity contributes to the incidence of acute appendicitis. Biomedical Research, 17:171-181.
27) Abo T. (2013) Sequential shift of energy production pathways at the fetal stage and during lifetime. Med Hypotheses, 80:813-815.

基礎研究

接触鍼の臨床効果

渡邉 真弓

臨床研究

精神科からみた美容

美は多分に主観的なものであるため、精神状態に大きく左右されます。
精神科では、自らの美しさに関する認知の問題が中心となります。

近藤 哲哉　*Tetsuya Kondo*

美容における精神的問題

　美容における精神の問題は大きく、形成外科、美容外科において手術を希望する患者のうち、約30〜70％に何らかの精神的問題があったと報告されています[1]。精神的問題の内訳としては、同様の別の報告ですが、美容形成外科を受診した180名のうち、31.7％が身体醜形障害、11.1％がうつ病またはうつ状態、2.8％が統合失調症であり、そのほかには強迫性障害、境界性人格障害または分裂病質人格障害がありました[2]。

　身体醜形障害は思春期や青年期に発症することが多い精神疾患で、自分自身の容姿・外見・スタイルを実際以上に醜いものと妄想的に思い込んでしまい、日常生活や人間関係が障害されてしまうものです。慢性化することが多く、米国では有病率は2.4％だと報告されています[3]。たとえば、同級生から「きもい」と言われたのをきっかけにして自分の顔が醜いと気にするようになり、他人に顔をみられる恐怖から外出や登校ができなくなるものです[4]。

　強迫性障害の強迫症状に類似した反復思考や行動をともなう障害を強迫スペクトラム障害と呼びますが、身体醜形障害はこれの一種として分類されています。そのため、DSM-Vにおいても身体表現性障害から強迫関連障害に分類しなおされました[5]。

　強迫スペクトラム障害に分類されている疾患にはほかに、チック、トゥレット障害、抜毛癖、摂食障害、妄想性障害、心気症、衝動制御障害、病的

賭博、異食症、性嗜好異常、広汎性発達障害などがあります[6]。したがって、強迫性障害と同じくセロトニン再取り込み阻害剤（SSRI）にある程度の効果があります[6]。

気になる身体部位はずっと同一な場合と、別の場所に移動する場合があります[7]。海外の報告の引用ですが、毛に関するものが63％、鼻が50％、皮膚が50％、目が27％、頭や顔全体が20％、全身の体型や骨格が20％、唇が17％、顎が17％、腹や胴が17％、歯が13％、脚や膝が13％、胸や胸筋が10％、全体的な雰囲気が10％、耳が7％、頬が7％、尻が7％、陰茎が7％、腕や手首が7％を占めます[4]。

訴えの具体的な内容としては、「鼻が大きい」とか「身長が低い」という了解しやすいものから、「眼の周りの筋肉がひきつっているのが嫌だ」とか「顔全体がおかしな感じだ」という、微妙で漠然としていて理解に苦しむものまで存在します[8]。

身体醜形障害は精神疾患に分類されていますが、身体に関する訴えであるため、身体的治療を求めて形成外科、美容外科、皮膚科、歯科などを訪れることが多いようです[8]。自らの身体に対する確信は妄想的といえるほどのこともあり、美容形成手術を行っても改善しないことが多いです[8]。

何度も手術を繰り返す症例もあり、美容外科医の間では、手術の求めには応じてはいけないということが認識されています[9]。そのため、美容整形術を受ける前に上述の精神疾患の有無を診断する必要があるのですが、精神疾患が後から顕在化することも多く、整鼻術を行う時点では健常であった86例のうち37例に、後に統合失調症5例を含む精神疾患が発症したという報告があります[1]。

術前などに身体醜形障害の有無を評価するためのいくつかの評価法の作成が試みられています[10]。これらのうち、イタリアで開発されたBody Image Concern Inventoryという質問紙が、日本語に訳され、信頼性と妥当性が確

認されています[11]。

　身体醜形障害のうち、毛に関するものには男性型脱毛症によるものを含みます[12]。鼻は顔面の中央にあり、自らみえる唯一の部分なので、注意が向きやすく、顔面の中では愁訴が最も多いです。

　自動車においては鼻先（ボンネット）がみえる車のほうが運転しやすく安心につながるのですが、顔面においては逆で、みえるために愁訴が起こりやすいのです。これは身体醜形障害の範囲を超える話ですが、鼻が視界に入ること自体を気にして、邪魔であるから切り取りたいと訴える神経症的な症例も存在します。

　歯に関するものでは、大学病院歯科矯正外来を受診した患者を対象とした調査があり[13]、以下の項目すべてに該当するものが身体醜形障害傾向ありとされました。

　「(1) 外見上の身体的欠点に関して、強いとらわれがありますか。(2) その外見上の身体的欠点は、他の人から賛同してもらえなかったり、過剰であると言われてしまうものですか。(3) その外見上の身体的欠点によって、あなたは強い苦痛を感じていますか。」この調査により、歯科矯正患者の9.8％に身体醜形障害傾向があることが明らかとなっています。

　このような身体醜形感の原因となる心理的機序については少数の報告があります。

　大学入試に失敗した後、「道行く人が振り返って自分をみる」と訴えて引きこもりになった高3女子の症例では、二重瞼の美容整形術を受けたことにより、外見へのとらわれから解放されると同時に、内面の劣等感や現実的な対人関係の問題を語ることができるようになったとあります[14]。この症例では、内面の問題を外見の問題に置き換えていたと考えられます。

　内面の問題のうち、失感情症が身体醜形障害に関連しているという報告もあります[11]。失感情症というのは、自らの感情の変化に気付いたり感情を他

人に伝えたりするのが苦手で、自らの感情を含む内面よりも外面に目が行きがちな傾向のことです。心身医学では非常に重要な概念で、神経性咳嗽、過敏性腸症候群、消化性潰瘍、潰瘍性大腸炎などの心身症の発症に関与しています。

前述の田中らの報告では、身体醜形障害は失感情症のうち、感情同定困難と関連していました。これは、たとえば「動揺したとき、自分が悲しいのか、怖いのか、怒っているのかが分からなくなる」「なぜ怒っているのか分からなくなる」「自分の心の中がどうなっているか分からなくなる」ことに相当します。

つまり自分の感情を理解し、自分が悲しければ泣き、恐れていれば相手から逃げ、怒っていれば相手を非難し何らかの要求を行うという当たり前のストレス低減行動をとれない場合に、身体醜形障害を発症するということになります。内面に注意が向かないぶん、外面に向いてしまうと考えられます。

またこれは私見ですが、人間は何らかのストレスを受けると生じるネガティブな感情により表情が影響を受けて顔が歪むことがあります。このとき、ネガティブな感情が生じたことを自覚していれば、自分の顔を鏡でみても、感情さえ処理できれば顔も元に戻ると感じることができますが、内面の感情を自覚できない場合は、顔の醜い変化のみが突然起こったように感じられ、不安になるとも考えられます。

 ## 東洋医学的な症例

身体醜形障害に対する東洋医学の報告はほとんどないのですが、1例だけが報告されています。小学生のとき右顔面の青筋を同級生に指摘されて以来、右顔面をみられないようにするために、常に右方向からの視線を気にして体を捻転させている生活となり、大学を留年したり就職した会社を辞めた

りした症例です[15]。

「自分の真右方向に人がいると脳が電子レンジのようにオーバーヒートする感じ」を、瘀血に特徴的な固定痛(固定した心の痛み)と解釈しました。これは、風により遊走する痛みを呈する肝気鬱結と対照的です。瘀血が統合失調症や気分障害などの原因となっているときに使用される血府逐瘀湯に安神薬である竜骨と牡蛎を加えて処方することで症状が改善し、再就職に至りました。

このほかには治療例は報告されていませんが、身体醜形障害は、上述のとおり自己の内面を無視して外面のみに愁訴が存在する状態です。外面と内面は東洋医学でいう表裏に相当するとも考えられます。

実際、表証の症状としては発熱、頭痛、悪寒、無汗、自汗という表寒の症状が代表的ですが、ほかには身体の違和感も表証の症状とされています[16]。身体醜形障害は自己の外面に生じた違和感が本態なので、非常に広い意味の表証として考えることができるかもしれません。

美容とボディーイメージ障害

自己の身体に対する認識が障害される精神疾患には、前記以外にもあります。自らの写真を横に60％に縮小した写真から、140％に拡大した写真まで段階的な10枚(図1)を用いた実験が行われました[17]。神経性大食症の患者に自分の体型を10枚から選ばせると、本物に近いもの(95〜105％)ではなく110〜140％に拡大したものを選んだ人が2/3以上を占めました。健常女性ではほぼ正しく認識されていたのと対照的です。つまり、自己の体型を実際以上に太く認識していることになります。

この疾患の診断基準に「自己評価は、体型および体重の影響を過剰に受けている」とありますが、それだけでなく、自己の体型に関する認知(ボディー

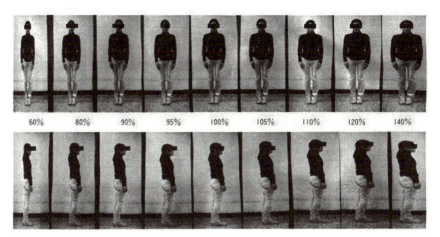

図1 被験者の写真を実際の60%に細めた写真（左端）から、140%に太くした写真（右端）まで

イメージ）が障害されていることになります。また理想の体型についても同じ写真から選ばせると、自分を細くしたもの（60〜90%）を選んだ人（現状に満足していない人）が健常女性には4割しかいなかったのに対して、神経性大食症患者では何と8割にものぼりました。

ちなみに、患者のbody mass index(BMI)は健常女性とほぼ同じで20.3（正常）でした。つまり、肥満であるために現状よりやせているものを望んだわけではないということです。標準体型であるにもかかわらず、現実認識と理想がどちらも健常女性よりも厳しく、ギャップが大きいために悩みが大きいと考えられます。悩みが大きいにもかかわらず（というより、悩みが大きいことがストレスとなり？）、過食をコントロールできず、さらに悩む悪循環が推察されます。

これに対して、神経性無食欲症では、診断基準として体重が標準の85%以下であり、やせているのが現状なのですが、ほとんどの人が95〜105%の写真を選ぶことができました。理想像としてもほとんどの患者が95〜

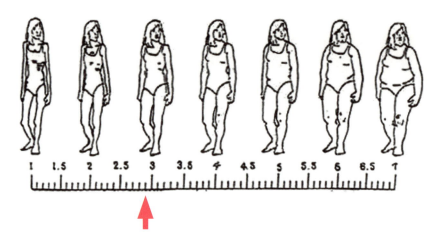

図2 高度のやせ(左端)から高度の肥満(右端)までを段階的に数値化するためのスケール

105％を選び、一部の人は110〜140％を選びましたが、60〜90％(さらにやせた姿)を選んだ者は1名もいませんでした。つまり、自分がやせていることはわかっていて、現状に満足している人が多く、さらにやせたいと貪欲な人はおらず、逆に一部の人ではこのままでは良くない(体重を増やして元に戻らないといけない)と頭ではわかっていることを意味します。

　実際の臨床では、体重増加(回復)への恐怖をもつ自分と、回復の必要性を認識した理性的な自分のせめぎ合いになることが多い疾患です。ただし、低体重そのものの認識はできていても、低体重の深刻さに対しては否認がみられるのが特徴なので、体型に関するある種の認知のゆがみは存在するといえます。

　ボディーイメージについては、写真を選ばせるのではなく、言葉を選ばせる研究も行われました[18]。健常女性に自己の体型の現状について「やせている」「中間である」「太っている」の3択から選ばせると、「中間である」を選んだ人の割合が1番多かったのは、BMIが標準(20以上24未満)な群では

なく、軽度低値な群(18以上20未満)であり、67％にのぼりました。BMI標準群では40％、高度低値群(BMI18未満)ではさすがに少なく、33％だったのと対照的です。つまり、健常でも女性が「中間」という言葉に込めているのは、標準体型(BMI＝22前後)だという意味ではなく、羸痩になるかならないかぎりぎりのところだという意味になり、言葉が一人歩きしています。同じ被験者に今度は7種類の体型から理想の体型を選んでもらったところ、平均値は2.9(図2矢印)でした。これは下から3番目より少しやせ側に相当します。自らの体型による有意差は認めませんでした。このような自分の理想に相当するものを「中間」と表現しているとも考えられます。

摂食障害と「証」分類

　摂食障害についての証を体系的に検討した報告はまったくありませんでしたが、最近、筆者自身が大学病院心療内科外来の初診患者914名を対象とした患者対照研究の結果を報告しました[19]。初診時の主訴記入票と、102問の心身の症状を尋ねる質問紙の結果から精神科領域で問題になることが多い代表的な10の証を計算し、疾患との相関をロジスティック回帰分析により計算した結果のうち、女性の結果を表1に示します。

　たとえば、肝気鬱結の点数は神経性大食症を有する人と有しない人をすべて平均すると11.8±6.2点で、これが10点増すことによる神経性大食症のオッズ比は6.35で有意に高値でした。これは、肝気鬱結の点数が20点の人は10点の人より神経性大食症のリスクが約6倍になることを意味します。

　すべての証をみると、神経性大食症は単一の証によらず、四つのタイプが存在することが明らかになりました。肝気鬱結型、肝火上炎型、心脾両虚型、痰迷心竅型です。つまり五臓のうち、肝が障害される型が二つ、心が障害される型が二つあります。肝に収まっている魂が障害されると、自己の信

表1　各証の点数が10点増加すると神経性大食症や無食欲症のオッズ比が何倍に増加するかを示す

証	平均点	神経性大食症		神経性無食欲症	
		オッズ比(95%信頼区間)	P	オッズ比(95%信頼区間)	P
肝気鬱結証	11.8+6.2	6.35 (1.99 ~ 20.22)	<0.01	1.00 (0.23 ~ 4.26)	1
肝火上炎証	17.1+9.4	4.63 (1.65 ~ 13.00)	<0.01	0.30 (0.10 ~ 0.96)	0.04
心火亢盛証	13.8+8.8	0.80 (0.28 ~ 2.30)	0.69	1.07 (0.26 ~ 4.43)	0.92
痰濁証	15.3+10.6	0.44 (0.18 ~ 1.10)	0.08	0.88 (0.37 ~ 2.12)	0.78
痰火擾心証	14.8+7.8	0.19 (0.04 ~ 0.80)	0.02	1.19 (0.26 ~ 5.39)	0.83
痰迷心竅証	25.2+13.9	2.06 (1.10 ~ 3.84)	0.02	0.96 (0.46 ~ 2.00)	0.91
心脾気血両虚証	22.5+10.1	2.49 (1.07 ~ 5.80)	0.03	0.76 (0.27 ~ 2.14)	0.61
肝陰虚証	14.0+7.3	0.42 (0.11 ~ 1.63)	0.21	2.70 (0.62 ~ 11.73)	0.18
心陰虚証	17.2+8.9	0.34 (0.12 ~ 1.01)	0.05	0.46 (0.11 ~ 1.95)	0.29
腎陰虚証	11.4+6.3	0.21 (0.06 ~ 0.80)	0.02	2.12 (0.59 ~ 9.96)	0.22

頼感が薄れて自信がなくなります。

　これは、神経性大食症の患者が自己の体型に自信をもてないことを説明しています。一方、心に収まっている神が不安定になると、知覚異常や思考、判断の異常が起こるといわれます。つまり、上述のように自己が肥満でなくても肥満であるようにみえてしまう知覚異常や、肥満だと判断してしまう判断異常があると考えられます。

 まとめ

　以上に述べた三つの疾患を表2にまとめてみました。身体醜形障害や摂食障害、特に神経性大食症ではボディーイメージの障害がみられるのですが、両者を比較すると、身体醜形障害のほうが深刻であるといわれています[20]。それは、神経性大食症ではやせれば満足するため、食で太ったとしても元に

表2　美に関係する精神疾患

	身体醜形障害	摂食障害		神経性無食欲症
		神経性大食症		
証	瘀血証	肝 (肝気鬱結、肝火上炎)	心 (心脾両虚、痰迷心竅)	特になし
客観的所見	正常〜軽微な異常	標準体重が多い（一部で肥満)		羸痩
自己に関する認知	体の一部に不満を感じ、自己評価が低い。	極度の羸痩を理想とするため、現実との差が大きく自己評価が低い。	標準体型でも太っているように見え、自己評価が低い。	羸痩は自覚し、満足しているが、これを維持しないと自分の価値がなくなる。このままでも命にかかわることはない。
行動面の異常	引きこもり、美容整形の繰り返し	過食（嘔吐、下剤使用)		食欲低下、少食、過活動

戻るという目標がはっきりしているだけでなく、形成外科や美容外科を受診することはほとんどありません。

　これに対して、身体醜形障害では自己の努力で改善できる可能性の低い部分のボディーイメージが障害され、突然自らの身体のあり方を否定するような不満が生じるばかりです。「こうなったら満足する」という目標がはっきりしていないまま美容整形外科に頼ることが多く、納得するまで同じ部分の形成術にこだわる症例があります[20]。

　実際に、眼裂を大きくする美容整形を何度も繰り返している症例をみると、実在の人物ではなく、漫画の主人公のような、目が顔面の3分の1を占めるようなものを目標としているのではないかと想像されます。

　しかしいくら眼裂を大きくしても、虹彩や眼球の大きさまで変えることは

できないため、理想に近づくことに限界を感じ、苦しむ可能性が高いと考えられます。

　美しさを求める背景には、異性を魅了するという重要な目的がありますが、生物には遺伝的に自らと遠い異性を求める傾向があります。私事で恐縮ですが、筆者自身がひかれる女性は昔から決まって、目と目の間隔が広く頬に肉が付いて鼻がべちゃっとつぶれた丸顔の女性です。

　そして、これをいうと元も子もないのですが、美容整形写真の手術前後を比べると、前の顔のほうが良かったと思うことが多々あります。とくに美容整形手術を何度も繰り返している症例ではお化けのように見えてしまい、結局最初の顔が1番良かったと思うことが多いのです。

　大勢の人の顔を平均するとかなり美男美女になるといわれていますが、どんなに個性のある顔でも、自らの特長を正しく認識するだけでなく、遺伝的に遠い人から見初められ、個性同士が打ち消しあって美男美女の子孫を授かる可能性を信じて自信をもつことが肝腎、いや肝心です。

■参考文献

1) 林 和弘、宮地 英雄、中北 信昭、他、『精神科と他科の接点と棲み分け』、形成外科領域と精神科との接点　美容外科患者とのかかわりを中心に、臨床精神医学、31 (4): 389-392, 2002年
2) 幸田 るみ子、福山 嘉綱、西脇 淳、美容形成術希望者の心理特性に関する実態調査の統計的検討、精神医学、36 (5): 523-529, 1994年
3) 小田 陽彦、山本 泰司、前田 潔、『高齢者の身体的心気的訴え』、高齢者の身体表現性障害の診断基準、老年精神医学雑誌、20 (2): 149-153, 2009年

4）山崎 知克、『心身症と身体表現性障害』、身体醜形障害. 子どもの心とからだ 19 (2): 145-152, 2010年
5）American Psychiatric Association: DSM-V: Diagnostic and Statistical Manual of Mental Disorders. 第4th版. American Psychiatric Association, Washington DC, 2014.
6）中村 和彦、『強迫性障害の診断、症状、治療について』強迫症状をきたすその他の疾患について、脳21(1344-0128) 14 (3): 273-277, 2011年
7）松田 孝之、氏家 武、『小児科医が知っておくべき思春期の心』訴えや症状からみた心の問題　多彩な身体症状の奥にある心の傷　身体表現性障害. 小児科診療 73 (1): 56-60, 2010
8）宮岡 佳子：精神科の治療指針　身体表現性障害. 臨床精神医学 35 増刊号 163-7, 2006年
9）Shiffman Melvin A.：身体醜形障害（Body Dysmorphic Disorder）．日本美容外科学会誌 46 (2): 36-38, 2009年
10）佐藤 誠、永田 育子、橋川 和信、他：身体醜形障害を疑う患者に対する当科での取り組み．日本形成外科学会誌 26 (8): 518-524, 2006年
11）田中 勝則、田山 淳、有村 達之：大学生における身体醜形懸念とアレキシサイミアの関連. 心身医学 53 (4): 334-342, 2013年
12）小林一広：メンズヘルス診療　男性医学のトピックス　男性型脱毛症（AGA）の治療. 治療 91 (9): 2264-9, 2009年
13）松岡 紘史、樋町 美華、前崎 有美、他：身体醜形障害の傾向を有する歯科矯正外来患者が呈する機能障害の検討．日本行動療法学会大会発表論文集 34回 348-349, 2008年
14）大倉 朱美子、高橋 進、山本 浩、他：身体醜形障害の青年期女子症例の治療経過．心身医学 41 (7): 564, 2001年
15）向井誠、鈴木太、黒田眞理、他：精神科領域においてオ血証を呈した漢方治療例．日本東洋心身医学研究 19 (1/2): 55-8, 2004年
16）森雄材：図説　漢方処方の構成と適応. 第2版. 医歯薬出版, 東京, 1998年
17）米良 貴嗣、宮田 正和、岡 孝和、他：デジタルカメラとパーソナルコンピューターを用いた摂食障害患者の身体イメージ評価法の開発．心身医学 44 (11): 835-840, 2004年
18）石 明英、日高 三喜夫、久保 千春：台湾における女子大学生の身体像に関する研究. 心身医学 43 (7): 423-434, 2003年
19）Kondo Tetsuya, Tokunaga Shoji, Sugahara Hideyo, 他: Identification of visceral patterns in patients with stress-related disorders. Integrative Medicine International 1(2). 1-14, 2015年
20）山根 秀夫、増井 晃、大川 匡子：神経性大食症として治療されていた身体醜形障害を伴う非定型うつ病の1症例　ボディーイメージ障害を中心として. 臨床精神医学 31 (2): 205-209, 2002年

臨床研究

皮膚割線(ランガー線)の臨床応用と経穴・経絡との関係

現代の解剖学や運動学などで得られた知見をもとに"線維、組織が形づくる人体"のイメージと、そこに存在する法則を提示し、鍼灸美容を新たな視点から捉えます。

八坂 純子　*Junko Yasaka*

 ## はじめに

　生物は単細胞から多細胞に進化するとともに、外界からの物質の取り入れや不要な物質の排出経路として、また外界の情報を受容して効果器へ伝える情報伝達経路として、コラーゲン線維を主体とする線維組織網を発達させました。

　それは人体のインフラといえるにもかかわらず、解剖学においては結合組織として分類されてはいるものの、重きを置かれてきませんでした。しかしながら、形態と機能は不可分の関係にありますから、形態の問題は重要です。

　たとえば物質を運搬するチューブが、周辺環境によってねじれたり折れ曲がったり、また過度に伸張されて内径が狭められ、チューブそのものが傷つくのと同様のことが、血管、神経、リンパ管で起こっているとすれば、細胞にとっては死活問題です。

　身体のすべての細胞が活力をもって機能できる形態を取り戻し、それを維持することは、身体全体の生命力を賦活させ、「美と健康」を同時に手に入れるために必要不可欠になるのです。

　本稿では、こうした人体の根幹ともいえる線維組織網に焦点を当てて概説し、治療への応用を提示します。

ファシアの概観

　人体の線維組織網の構造は、基本的には植物のそれと共通性があり、果物のミカンから果肉を取り去って残ったものになぞらえることができます[1]。つまり「黄色い皮、その下のふわふわした線維組織、袋の表面を走る白いスジ、実を入れる白い袋、袋と袋をつなぐ綿毛のような線維」のうち、皮の黄色い部分以外すべてが、線維組織網です。この場合、果肉は、筋肉と置き換えられます。

　人体は筋肉だけでなく、内臓、骨、神経、血管も膜に包まれて、さらにより大きい膜でまとめられ、最も外側を皮膚が覆っています。いいかえると、人体の部品一つ一つが肌着で包まれ[2]、それらがまた大きな肌着でまとめられて、それが繰り返されて、最後に皮膚という衣服でまとめあげられているのです。

　これらの線維組織の膜は原語でfasciaと呼ばれますが、日本語では「筋膜」と訳されているために、筋を包む膜のみを指すかのように誤解されることがあります[3]。原語「fascia」の「全体を包む」という意からすると、「線維組織網」「結合組織網」「膠原線維網」などと訳されるほうが妥当といえます。

　本稿では、こうした誤解を避けるために、原語「fascia」を、あえて日本語訳を使わずに、カタカナ表記「ファシア、ファッシア」のうち、「ファシア」と表記します。個々の筋肉を包む膜、筋肉群を大きく包む膜は、ひとまとめに"筋肉を包むファシア"といいかえます。

　ファシアの各層は、動物においては、お互いに強く接着しているのではなく、個々の層がゆるい結合でつながっているため、ある程度の独立性をもって動くことができ、外部から強い力を受けても、一部が破壊されるのではなく、体全体が変形することによって衝撃を受け止めることができる構造となっています。

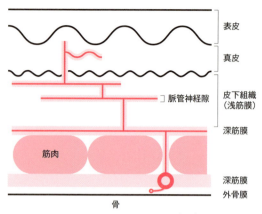

図1　ファシアの垂直方向の模式図[6)、7)]

　それは、ファシアがコラーゲン線維と弾性線維からなるネット構造になっており、その間隙は、線維組織の変形にともなって線維芽細胞から生み出されるヒアルロン酸の保水によって流動性をもつからです。したがって、身体をよく動かすと、ファシアの柔軟性は維持されます[4)]が、不動や冷え、圧迫等では流体的性質は失われ、衝撃に弱い構造物となります。

　さらに、ファシアの柔軟性に大きく寄与しているのは、皮膚と下層のずれを可能にしている皮膚支帯です[5)]。皮膚支帯は、皮膚とその下層を「つなぐ」と同時に「ずれ」をつくるもので、皮膚（真皮）と筋膜、骨膜、その他をつなぐ網状の組織です。

　また皮膚支帯相互の間隙には、脂肪組織が収納されています。この間隙部分のファシアは皮下組織ともいわれ、皮神経、血管、リンパ管が真皮へ入る経路であり、組織液が流れる間隙ともなっています。

　ファシアの垂直方向の模式図を図1に示します。

　次に、ファシアの主要な構成要素である"皮膚""筋肉を包むファシア""神経を包むファシア"の形態と機能の概略を述べます。

皮膚

皮膚割線（ランガー線）

　皮膚は表皮と真皮からなり、真皮は、発生学的には筋・骨格系と同じ中胚葉性の組織です。真皮には整然としたコラーゲン線維の配列が存在します。発見したのはオーストリアの解剖学者ランガーで、真皮の中をコラーゲン線維の束が多方向に走りフェルトのような強靱な組織をつくりながら、その場所に特有で同一な方向があることをつきとめました[8]。

　この線維に平行な皮膚切開では、傷は早く閉鎖治癒し、瘢痕も残らないことが多いのに対して、このラインを横切るような切開では、コラーゲン線維が切れ、弾性線維がコイル状に巻き、切開線は引っ張られて、傷跡が醜く残ってしまうことから、外科、形成外科、整形外科の領域では、「皮膚割線」としてよく知られるものとなりました。

　コラーゲン線維は、通常の動きによって皮膚にかかる張力に抗するように配列しているので、「張力線」や「緊張線」、あるいは発見者の名前にちなんだ「ランガー線」などと呼ばれています[8]。一般には、あまり馴染みがなく、走行の方向性の意味もほとんど知られていません。

　またこの線維は、力がかかると、その方向へ凝集して配列する性質をもちます。ヒトの皮膚の線維の配列は、皮下に存在する骨、軟骨、組織の突出、関節の動きと関連するといわれています。

　いったん配列された線維は、その線維方向への力に対しては伸びが少なく、限界に達すると強靱に抵抗しますが、線維と直交する方向に引っ張るとよく伸びるという性質をもちます。ただしよく伸びるとはいえ、バネに似た性質をもち、加えた力と伸びが正比例するような領域（線形領域）内では伸びても元に戻りますが、その範囲を超えると伸びきって元に戻らなくなります[9]。

　コラーゲン線維の走行と動物の運動機能は大変密接に関連しており、種に固有な配列があります。つまり、この線維の走行の配列ができた時点で、そ

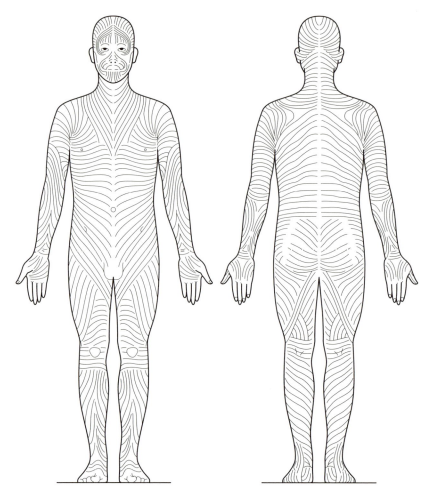

図2　ヒトの真皮のコラーゲン線維（ランガー線）[8]

の生物種の動きは制約されるということになります。ですから、同じ魚類でも、線維の配列が異なるものは、泳ぎ方も異なります。ヒトの真皮のコラーゲン線維は、図2のようになっています。

　四肢では、骨の長軸方向に沿って螺旋を描くように走るのに対し、頸や体

臨床研究

皮膚割線(ランガー線)の臨床応用と経穴・経絡との関係

八坂 純子

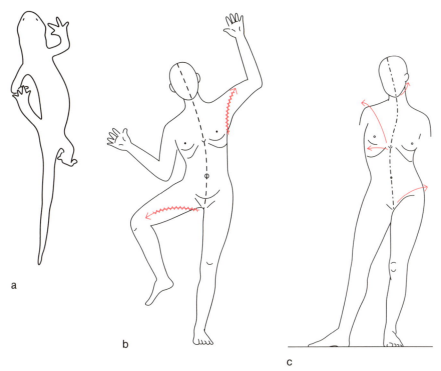

図3　ヒトの動きの原形[5]
　　　a：オオサンショウウオの動き、b：乳幼児のハイハイの動き、c：偏立ポーズ

幹では横断面に沿って走ります。肘、膝、手首、足首では、屈曲時にあらわれる横皺に沿って走っています。線維の方向性を概観してみると、股関節や肩関節、耳に向かって線維が斜め上方に引っ張られているようにみえます。

　また腹部は、横方向に走っていることから、外側方向へ線維を引っ張る力が働いていることが分かります。図3a、bのように、ヒトの動きの原形はオオサンショウウオなどの両生類の動き[5]で、それは乳幼児の「ハイハイ」の動きに現れ、脊椎は蛇行します。

　腋窩と股関節内側が大きく伸ばされ、これは、皮膚割線の直交方向になっ

ています。腋窩と股関節内側は、人体において、高分子のたんぱく質や脂質を運搬するリンパ管の主要ルートで、リンパ節が多く存在する非常に重要な部位です。

次に、ヒトの立位は、硬直的な直立よりも歩行の動きの要素をもつ、片足に重心を移した偏立のほうがよくみられ、図3cのようになります。立脚側の骨盤が側方移動し、胸胴部、肩部、頭頸部が交互に傾斜を変えながら、正中線がクネクネとした曲勢を描くことがわかります[5]。

この偏立においては、張力がかかる方向が皮膚割線と同方向であることから、このポーズが人体にとって自然なものであることがわかります。

脊髄神経の出入口である椎間孔は、側屈や回旋によってよく開く[10]ことから、左右脚のどちらかに偏ることなく、均等に交互に重心をかけていれば、脊椎の自然な蛇行が生じ、すべての椎間孔周囲のファシアの柔軟性が保たれ、神経の動きも良好な状態におかれると思われます。

こうした「曲勢をもちながらも正中線上をリズミカルに上昇していくような脊椎の動き」をあらわす偏立のポーズは、美的観点から、動的かつ安定さを備え、生命力溢れる「美しい姿」として、ミケランジェロの「ダビデ像」や、奈良・法華寺や滋賀・向源寺の「十一面観音立像」にみられ、洋の東西を問わず、古来より人々の憧れや信仰の対象となってきました。

以上のように皮膚割線の走行を分析すると、ヒトがもって生まれた基本的で自然な動きとはどのようなものかを知ることができます[5]。

さらにコラーゲン線維の配列からは、皮膚が流体的な動きをするものであるということが読み取れます。それは、線同士が決して交わることがない「流線」で構成されているからです。水面に浮いたたくさんの丸太が、その内の一本が動かされることで、他の丸太も、順に動いていくというのと似ています。1カ所に受けた力が、次第に周りにも波及していくのです。

人体でいえば、股関節が内旋しただけでも、その影響は徐々に顔面、頭部

臨床研究

皮膚割線（ランガー線）の臨床応用と経穴・経絡との関係

八坂 純子

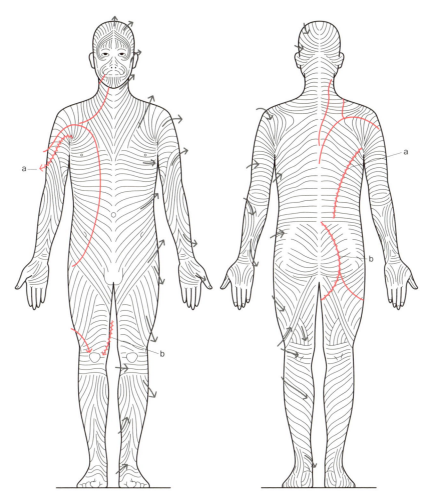

図4　皮膚割線の走行図：直交方向（右半身赤矢印）および線維方向（左半身黒矢印）

の線維の配向にまで及びます。したがって、身体はある一部分だけが悪くなったり、ある一部分だけ治せばよいというものではないということがわかります。顔面のリフトアップを試みるならば、下肢から順に整えていかなければならないということになります。

さらに、東洋医学の経絡線との関係について考察するために、皮膚割線の線維方向と直交方向を図2に記すと図4のようになります。

　図の左半身側では、解剖学的姿位（手掌を前面に向ける）をするための線維の誘導方向を示し、右半身側では皮膚割線の直交方向を記しています。これらを概観すると、経絡線にあるギザギザの線と類似したものがところどころで見受けられ、「筋（スジ）を主る」とする肝経に最も近いようにみえます。

皮膚皺襞線

　日常動作では、皮膚割線の線維方向や直交方向の皮膚の伸びが組み合わさっており、皮膚のシワや襞（ひだ）がどのように刻まれているかを示した皮膚皺襞線の分析（図5）をすることによって、身体の動きと皮膚の伸び方の関係を知ることができます。その皺や襞に対して直交ラインで結んでいくと、皮膚にどのような伸びしろが用意されているのかが読み取れます。

　すべての関節を前屈方向に動かし、立位との中間の姿位をとります。その姿位において、皮膚がほぼ固定されている「腰部の基点」からスタートして、肘や膝へとつなげたものが4本のラインです。

　図6は、皮膚を洋服の型紙のように広げた展開図で、肘や膝を曲げたとき

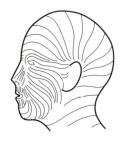

図5a

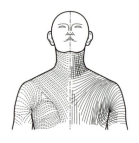

図5b

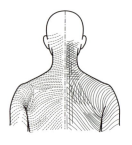

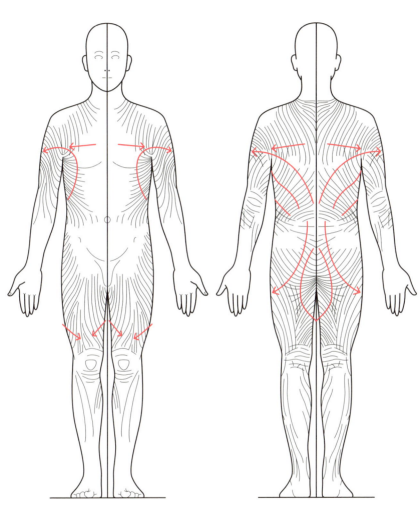

図5c

図5 皮膚皺襞線
　　a：頭部詳細図[11]
　　b：頸部と胸背部の皮膚割線（左側）と皮膚皺襞線（右側）の比較[12]
　　c：皮膚の皺の伸展方向（引きつれを起こしやすいルート）を赤矢印で示す[5]

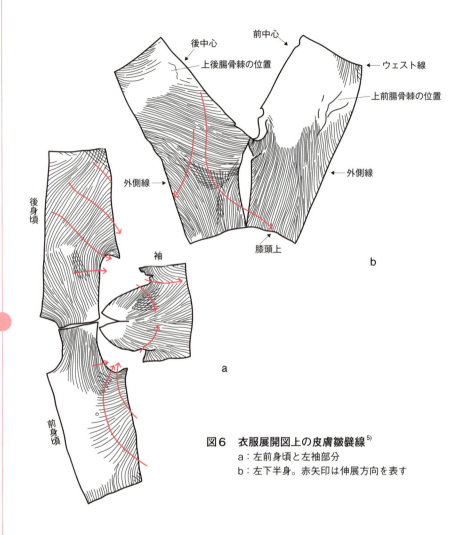

図6 衣服展開図上の皮膚皺襞線[5]
a：左前身頃と左袖部分
b：左下半身。赤矢印は伸展方向を表す

に大きな伸びを必要とする場所、いいかえれば引きつれの起こりやすい場所を読み取ることができ、それが腋窩と股底であることがわかります。このルートは、皮膚割線の直交線で、腋窩と股底を通るものとおおむね一致して、体幹表層の大きな筋肉（広背筋、腸腰筋、内転筋）の伸び縮みの方向と類似します。

皮膚支帯

　皮膚と下層の組織とは皮膚支帯でつながっていますが、これは粘り気のある真綿状をしています。とくに密集して帯状になっている部位が、7カ所（体幹部に存在するもの）あり、体の曲がりすぎを防止する役目をしています（図7の赤帯表記）。

　表層ではバンドに見えますが、実は棚板のように、体の前後・左右を貫通しており、立体的で、魚類にみられる横中隔と類似しています。

　この部分では、皮膚の動きが少なく、体の表面で平らであったり、落ち込んで見えるので、それを水平にたどると、視覚的に確認できます。柔軟性が乏しくなると、硬くなったベルトのように運動を阻害するだけでなく、内部の組織の機能にも悪影響を与えます[13]。

　この7本の帯の中に、十二経脈の募穴12穴のうち8穴が存在しますが、個人によって有無や場所の相違がある小さい帯（図中の細い赤線）を加えると、ほとんどの募穴が、この支帯が密で身体の動きを制約しやすい場所に存在するということになります。

　ヘッドのゾーンといわれる内臓疾患に際して鋭敏に反応する皮膚領域（図8参照）も、支帯の密な場所とほぼ重なり合います。皮膚にあらわれている神経過敏や疼痛が、皮膚支帯の硬化と関連していないか、内臓を包むファシアや、内臓を支配する神経組織を包むファシアにも力学的な影響を及ぼしていないかなどを検討してみる必要があります。

● 筋肉を包むファシア

　筋肉を包むファシアには、個々の筋肉を包むファシア、筋肉群を大きく包むファシア、皮下で体全体を大きくまとめているファシアの3つがあります。

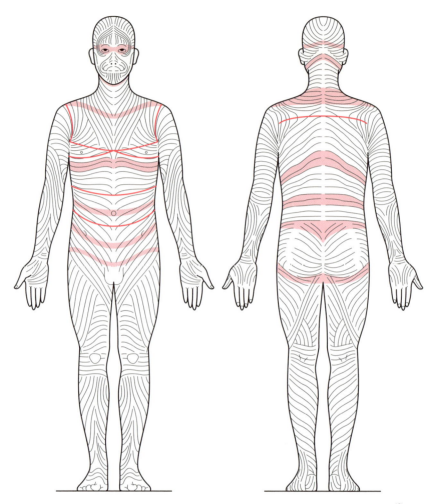

図7　皮膚支帯が密で帯状の部位(赤帯で示す7カ所は一般的、赤線は個人差あり[13])

　個々の筋肉を包むファシアも、筋肉の起始と停止だけでなく、実際には周辺部にも付着しています。筋肉を包むファシアや筋肉が付着する骨膜にも感覚受容器が密に分布しており、筋肉や関節の情報が中枢に送られています。

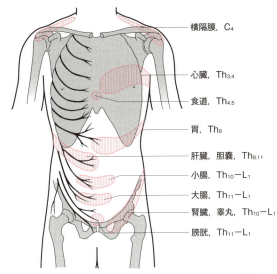

図8　ヘッドのゾーン（英数字は支配神経を表す[14]）

神経を包むファシア

　神経線維も、小さい単位から大きい単位へとファシアの膜で包まれており、神経線維束を形成しバリアーとして機能する「神経周膜」と神経線維束の束を包んで保護する「神経上膜」（外膜）があります[10]。

　神経周膜は密性結合組織であり、感覚受容器も密で侵害メカニズムが機能する場所です。神経上膜は疎性結合組織でできており、スポンジのような性質をもつので、圧迫が取り除かれた際には、神経はバネのように元の状態に戻ります[10]。末梢では、神経、血管、リンパ管は、疎性結合組織のファシアである神経血管鞘で包まれ神経血管束を形成しています。

　神経組織には二つの重要な力学的特徴があり、一つは長軸方向の滑走で、もう一つは横断方向への滑走です。

　末梢神経は、アコーディオンのように長軸方向に伸縮する構造になってい

ますが、8〜15％の伸張で神経組織への血流は遮断されます[5]。したがって、神経組織は神経路全体の緊張の平衡を保つべく、緊張の高いほうへと滑走します。それはあたかも、気体分子が密度間の圧勾配をなくすような移動をするのと同様の現象です。

　また過伸張を避け周辺組織からの圧迫を軽減すべく、2点間の最短距離を走行するよう横断方向に滑走することで、自らを虚血や損傷から守っています[10]。

　神経組織が過伸張されると、神経組織は自らを損傷の危機から守るために、支配筋を緊張状態におくといわれており、こうした筋緊張は神経生理学的に起こるものなので、その緩和には筋肉そのものではなく、神経組織の緊張を解消することが有効な手段であるといえます[10]。

　脊髄や神経根も周囲の組織とファシアで緩くつながり、身体の動きに応じて上下に移動します。また交感神経幹も体の動きと連動し、とくに胸部交感神経幹は、胸椎や肋骨の動きにともなって伸張や滑走をしますが、胸椎は血流供給が少ない部位のため、ファシアの柔軟性が失われる可能性が高いせいか、力学的機能障害が起こりやすく、自律神経症状を起こしやすいとされています[10]。

　以上が、大きなファシアである皮膚と、筋肉や神経を包むファシアについての個々の概略です。次に、2組の二者間の動的関係性、それらから導かれる三者間の動的関係性について述べます。

● "皮膚"と"筋肉を包むファシア"の二者間の動的関係性

　皮膚は局所的に過伸張されないように等張性をもって動くので、屈曲・伸展・内転・外転運動においては、"皮膚"と"筋肉を包むファシア"は逆方向

臨床研究

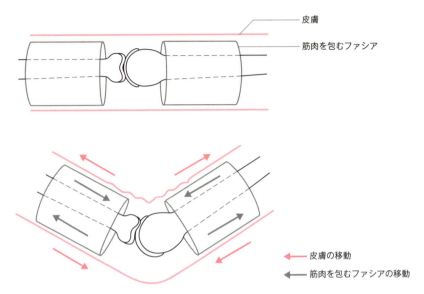

図9a　ファシア間の動的関係性
"皮膚"と"筋肉を包むファシア"の関係（赤矢印は"皮膚"、黒矢印は"筋肉を包むファシア"の移動方向[16]）

へ滑走することが「皮膚運動学」の研究から明らかにされています[16]。

図9aで示すように、関節が凸になっている部分では、関節を挟んだ両側の皮膚は関節に近づき、凹になっている部分では、皮膚は関節から遠ざかるように動きます。

内旋・外旋運動、体幹側屈運動（回旋の要素が含まれる）においては、"皮膚"も、"筋肉を包むファシア"も同方向へ動きます。

● "神経を包むファシア"と"筋肉を包むファシア"の二者間の動的関係性

神経組織（神経を包むファシアも含まれる）は、関節運動において、関節の

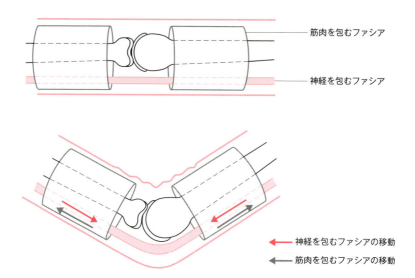

図9b　ファシア間の動的関係性
　"神経を包むファシア"、"筋肉を包むファシア"の関係（赤矢印は"神経を包むファシア"、黒矢印は"筋肉を包むファシア"の移動方向[17]）

　凸部分に収束するように近づき、神経線維の局所的過伸張による損傷を防ぐような動きをすることが「神経動力学」の分野の研究において報告されています。

　そして神経は、それと隣接した組織で「神経床」といわれるもの、すなわち「筋を包むファシア、腱、靱帯、椎間板、血管をひとまとめにした組織」とは逆方向の滑走をすると報告されています[17]。

　「神経組織」を"神経を包むファシア"、「神経床」を"筋肉を包むファシア"と置き換えて滑走方向を書くと、図9bのようになります。

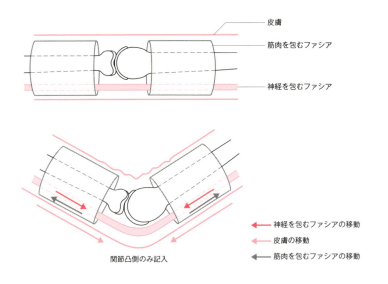

図10 "皮膚"、"神経を包むファシア"、"筋肉を包むファシア"の三者間の動的関係性(桃色矢印は"皮膚"、赤矢印は"神経を包むファシア"、黒矢印は"筋肉を包むファシア"の移動方向)

● "皮膚""筋肉を包むファシア""神経を包むファシア"の三者間の動的関係性

　以上に述べた二者間の関係性2組を照らし合わせると、図10で示すような三者間の関係性が判明します。

　つまり、関節の屈曲・伸展・内転・外転運動において、関節凸部分において、"皮膚"と"神経を包むファシア"は関節に近づくように滑走し、"筋肉を包むファシア"は関節から遠ざかるように滑走するのです。

　つまり、"皮膚"と"神経を包むファシア"は、同方向に動くということが導かれます。皮膚と神経は皮神経を介して連続しているため、二人三脚のごとく、"皮膚"あるいは"神経を包むファシア"のどちらかの動きが悪いと、悪いほうの動きに引きずられてしまうことになります。

このことを臨床的に考察してみます。成長期にある幼児や青少年は、外殻である皮膚の伸張が必要とされますが、身体内部は流動性が高いので、その時期特有の疾患は皮膚にアプローチするだけで解決するかもしれません。
　一方、中高年者では保水力が減少し、結合組織が柔軟性を失い、神経を包むファシアが隣接組織と接着しやすく、皮膚の動きを妨げるということがあり得るでしょう。また動作の開始時に、皮膚の動きに対して、皮膚支帯や"神経を包むファシア"が連動しない場合、皮膚が皮神経を介して牽引され、皮膚の侵害受容器が作動し、疼痛を起こすことが考えられます。
　したがって、"皮膚"と"神経を包むファシア"にも到達して両者を一緒に動かせる場所でなければ治療効果を得られません。表層では皮神経の出入り口で、深層では神経組織の多くが通っている筋肉の間隙、つまり陥凹部で皮膚と神経を一緒に捉えることができます。
　そこで、次に東洋医学の「経穴」の場所との関連を考察します。

経穴のありかと存在意義

　フランスの解剖学者・Joan Boseyは、100個の経穴の位置について調べた結果、「経穴は、陥凹部に位置し、皮下に円錐状の線維性のものがあり、そこでは神経、血管の束がみられる100の経穴のうち42％が神経幹が走行する位置、40％は大きな静脈が走行する位置、18％が皮膚の神経血管の〈茎〉が位置する場所にある」と述べています[15]。
　屈曲・伸展・内転・外転運動の改善では、"皮膚"と"神経を包むファシア"のペアを"筋肉を包むファシア"と分離させなければならないので、皮膚と神経のみに到達でき動かせる場所が、また回旋・体幹側屈運動の改善では、"皮膚"と"神経を包むファシア"を同時に同方向に誘導するので、それらすべてに到達でき、皮膚支帯をはじめとする下層の線維を解きほぐすことがで

きる場所が適所ということになります。それは、前記の経穴の位置する場所とほぼ重なります。

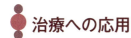 治療への応用

　若年者の動脈のコラーゲン線維の配向性は高く、しっかりと保たれているのに対し、加齢とともに線維の並びが崩れて配向性が低下していることが、明らかにされています。つまり、コラーゲン線維の配向性は老化と密接に関係しているのです[9]。また、不動や偏った体の使い方などで、線維に作用する力がなくなれば、図2のような本来の皮膚割線の配向から崩れていくことになります。皮膚の線維は、骨や組織の突出部などの間でピンと伸張されますので、皮膚がピンと伸張されるような姿位（回旋運動の要素がある）をとれば、線維が引っ張られ、配列します。

　ここで、治療に応用する原則をまとめますと、「①回旋運動では"皮膚""神経を包むファシア""筋肉を包むファシア"の三者のファシアは同方向に動く、②屈曲伸展、内転外転運動においては、"皮膚""神経を包むファシア"の二者と"筋肉を包むファシア"は逆滑走する」となります。

　具体的な手技としては、①の場合では、回旋運動時に痛みや違和感を感じる経穴部位（とくに、筋肉や腱の間の陥凹部）の線維をよくほぐし、右左や内外の回旋方向へ、三者のファシアが一緒によく動くようにします。

　これは、古典の「導引口訣鈔」の「分肉解結の訓」に記載されている治療イメージとほぼ一致しています[18]。手段としては、鍼、灸、温灸等を用い、前揉や後揉を入念に行います。

　②の場合では、関節周囲にある、"筋肉を包むファシア"上の痛みを感じる皮膚部位を押さえて、関節を伸展させます。すると、"皮膚""神経を包むファシア"から、"筋肉を包むファシア"が分離し、逆滑走します。これは、

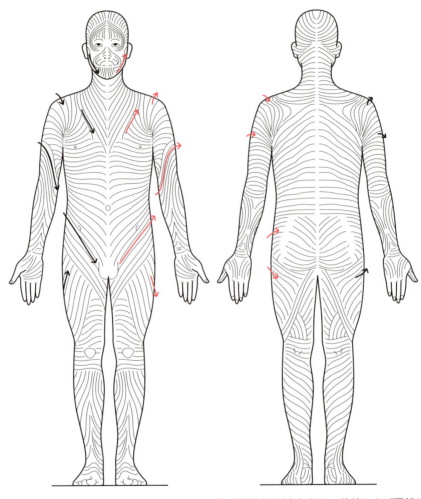

図11 治療への応用：回旋運動のための、3者の誘導方向（赤矢印は、体幹および頸部の左回旋、左股関節外旋と右股関節の内旋、左肩関節外旋と右肩関節内旋、の可動域改善の場合）

トリガーポイントを使った筋膜リリースの手法と通じます[19]。

　では具体的な応用例を示します。

人体における最大のパイプスペースともいえる縦隔は、心臓、肺、気管支、食道、大血管、横隔膜等の動きの調整に関与し、疎性結合組織のみで構成され、本来は非常に高い可動性をもちますが、加齢とともに固くなるといわれます[20]。縦隔を柔軟にし、可動性を高めることは、治療家にとっての最重要課題ともいえます。鎖骨の周りには図7の七つの帯の一つがあり、この棚板状のファシアには、上縦隔や肺尖部が存在することから、呼吸と連動した"横隔膜のような動き"が生じる必要があります。

　上胸部、頸部、肩上部の線維には、セーラー服の襟のように斜めに走るものと、肩関節上を輪状になって走るものがあります。この走行方向はともに、体幹・頸部の回旋運動と同側の肩関節外旋運動を改善する皮膚誘導の方向と一致するので、それらの関節運動の改善をはかれば線維の配列を整えることができます。

　図12aは、体幹・頸部の左回旋、左肩関節外旋の可動域改善のための治療方向（経穴部位をほぐして動かす方向）を示しています。缺盆、巨骨、肩髃、臑兪、臂臑、臑会等の経穴を使います。

　図12bは運動法でもあり、静止状態では治療姿位ともなるものの一例です。体幹も四肢も左右を入れ替えての交互運動ができるようにします。そして、線維の配列が整ってきたら、線維直交方向を②の手法で動かします。このルートでは、図6a、bのものがとくに重要です。

　たとえば、肩関節内転位にて、淵腋穴の皮膚を押さえて固定してから、図12aのように、肩関節を外転、外旋させます。図中の赤矢印は①に対する、赤ギザ線は②に対する手技を用います。

　さらに、人体の土台である股関節や骨盤の回旋の可動域の改善も不可欠ですので、図12bに記載しています。図12のa、bの動きを連動させて立位で行うと、万国共通の舞踊のパターンに類似しています。また体全体の神経組織の動きを良くするために、椎間孔近傍の侠脊穴のファシアを鍼灸術でほぐ

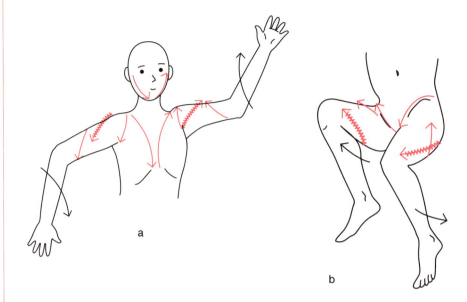

図12 治療の具体例
a：上半身の治療方向（赤矢印は線維方向①、赤ギザギザ線は線維直交方向②）、姿位は仰臥位あるいは座位で、肘関節屈曲、肩関節を交互に内外旋する。
b：下半身の治療方向、姿位は仰臥位あるいは座位で、膝屈曲、交互に左右へ傾ける。

しておくことも、大変重要です。鍼灸術の手技後の運動法として、一般的に関節屈曲位にて、改善すべき回旋運動のための3者のファシアの誘導をしつつ、伸展運動へ移行するというような方法が導かれます。

結び

強靱さと柔軟さを併せもつ動的なファシアは外力だけでなく、自己の動きによっても生じうる組織破壊から、私たちの身体を守ってくれているのです。自己の組織破壊を起こす疾患、原因不明の炎症に起因する疾患等についても、"ファシアの再構築"によって治療できる可能性が出てきます。

体表から広範な疾患に対してアプローチしてきた東洋医学の手法は、解剖学的にも、神経生理学的にみても、まさに理に叶っているといえます。

　古代から伝承されてきた東洋医学は「本質的な治療をめざす、最も先進的な医療の一つ」へと発展できると確信します。

参考文献

1) Ida P. Rolf, Reestablishing the Natural Alignment and Structural Integration of the Human Body for Vitality and Well-Being Healing Arts Press, 1989.
2) 日本解剖学会編、『解剖学者が語る人体の世界』、風人社、1996年
3) 佐藤達夫、『胸部の地図帳』、講談社、2008年
4) 吉岡紀夫、『医学・医療が解らない「体のゆがみ」「筋骨格系の痛み」の安全！確実！な治し方』、たにぐち書店、2013年
5) 中澤愈、『衣服解剖学』、文化出版局　2008年
6) 早川敏之、http://ifri.blog 34.fc2.com/blog-entry-4.html、国際筋膜研究会、筋膜・リンパ研究部門、2012年
7) 八坂純子、『ほうれい線解消に向けて』、東洋医学鍼灸ジャーナル Vol.30, pp. 84-87, 2013年
8) 井上貴央、『カラー　人体解剖学』、西村書店、2007年
9) 大崎茂芳、『コラーゲンの話―健康と美をまもる高分子』、中央公論社、2007年
10) David S. Butler著、伊藤直榮訳、『バトラー・神経系モビライゼーション』、共同医書出版社、2009年
11) H. Chang, Arterial anatomy of subdermal plexus of the face, Keio J of Med. 50(1),pp. 31-34, 2001.
12) E. Pemkopt(Langer,F.Pinkus) Topographische Anatomie Urban & Schwarzenberg 1937.
13) R. Louis Schultz, Rosemary Feitis著、鈴木三央訳、『エンドレス・ウェブ』、市村出版、2011年
14) 窪田金治郎、Ｇ.Ｈ.シューマッハー、『図説　体表解剖学』、朝倉書店、1992年
15) Michael J. Alter著、山本利春訳、『柔軟性の科学』、大修館書店、2010年
16) 福井勉編、『皮膚運動学』、三輪書店、2011年
17) Michael Shacklock著、齋藤昭彦訳、『クリニカル　ニューロダイナミクス』、エンタプライズ社、2008年
18) 東洋療法学校協会編、『あん摩マッサージ指圧理論』、医道の日本社、2011年
19) 松本不二生・沓脱正計、『痛みの臨床に役立つASTR』、医道の日本社、2011年
20) Keith L.Moore, Arthur F. Dalley著、佐藤達夫、坂井建雄訳、『臨床のための解剖学』、メディカル・サイエンス・インターナショナル、2008年

臨床実践

実践！鍼灸美容
「押し手」による刺鍼法

『難経』の刺鍼手技に注目し、「押し手」側の集中力を活用した刺鍼法を学ぶことにより、顔面気血の誘導手技の向上に結びつけることができます。

王 財源　*Zaigen Oh*

はじめに

　鍼灸治療の手技は、「押し手」で鍼管を把持固定し、手指で固定した鍼管内の鍼を叩いて、皮膚に鍼を切皮し、体内に刺入を行う方法が一般的です。なかでも「押し手」は欠かすことのできない存在です。

　「押し手」には切皮痛を和らげ、鍼の刺入を容易にするという利点があります。そこで本稿では、顔面刺鍼時に短鍼の形状を利用し、鍼を刺入する「押し手」刺鍼法を紹介します。

　この手技は一般的な刺鍼法とは異なり、「刺し手」側の鍼を、刺入角度や方向を定めて皮膚表面で把持固定し、「押し手」で鍼を刺入するという、短い鍼の特徴を最大限に利用した刺鍼法です。刺入時に「押し手」側の集中力を必要とし、短い鍼によって誘発させる得気を活用することに、「押し手」刺入法の魅力があります。

「気」の流れを調節する鍼の手技

　身体に鍼灸手技を行う場合、まず、そこに脈打つ「気」の存在をいかにして捉えるかが重要な課題となります。

　馬王堆漢墓より出土した『五十二病方』には、古代医術を用いた皮膚美容についての処方が記されています。とりわけ身体の若さや健康を保ち続ける

ための「気」の循環と、脈道の存在にも注目しており、健康で若々しく生きるための「気」の充足と脈道の流れが、医術書中に記載されていました。

「気」が身体の若さと健康に関連して記載された文献は、医術書のみに記されているわけではなく、哲学、文学などの書籍に述べられていることも少なくありません。

> 『荘子』知北遊第二十二
> 「人之生氣之聚也。聚則爲生、散則爲死」[1]（人の生きているのは、気が集まってくるからなので、「気」が集まれば生となり、「気」が散れば死となる）

> 『呂氏春秋』巻三　盡數篇
> 「流水不腐、戸枢不螻、動也、形気亦然。形不動則精不流、精不流則気鬱[2]」（流れる水は腐らず、戸の枢（とぼそ）に虫がつかないのは、動いているからだ。〈人の〉肉体と気もまた同様である。肉体が動かなければ精は流れず、精が流れないと気は鬱滞する[3]）

そこには「気」が流れるための脈道が存在します。すなわち「流注」です。

筆者は、「気」と「流注」を考えるうえで、医術書の一つである『難経』が、鍼を操作する重要な役割を論じている点について注目しています。

> 『難経』第七十八難
> 「知為針者、信其左、不知為針者、信其右」（鍼をなすことを知る者は、其の左を信じ、鍼をなすことを知らざる者は、其の右を信ず[4]）

　「押し手」刺鍼法は、この記載よりヒントを得たものです。古代中国では、全面刺入が可能な細い鍼は存在しなかったはずです。そうなると、唯一、皮膚の表面刺激が、「気」を動かす技法であったと考えられるのではないでしょうか。

　鍼管が存在しなかった時代を考えたとき、『難経』にみる鍼の操作方法は、「気」を動かすために、刺鍼の操作に主流を置いた可能性が高いと考えられます。

　上記の第七十八難では、「刺し手」側より、鍼の刺入を容易にするための、現在の日本でいう「押し手」側にも注目していたことがうかがえます。

　これは「刺し手」を固定し、「押し手」を用いて切皮する方法で、顔面のような浅部に適しています。ここでその術式を紹介します。

押手刺入法の具体的な術式

　ここでの術式紹介には、拇指と示指を用いる二指刺入法と、示指のみを用いる単指刺入法の二種類に限って説明します。いずれも押手側で刺入深度や角度を調節するのがポイントです。

切皮

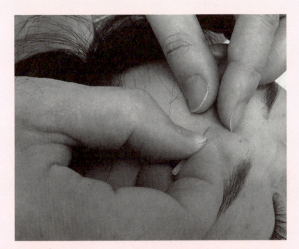

図1　切皮
　手順①まず、刺入する部位の皮膚を消毒し、左手の拇指と示指で刺鍼部を圧し、刺入部位がぶれないように固定する。
　手順②刺し手で鍼を把持し、水平に鍼を倒して軽く切皮する。

▼二指押手刺入法　拇指と示指で鍼の角度を調節して刺入する方法

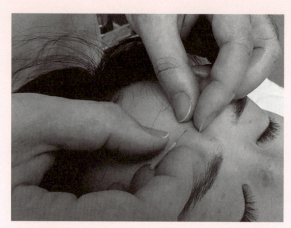

図2　手順③-a
切皮部位の鍼の尖端を確認する。次に左手の拇指と示指で皮下に刺入された鍼の先端部をつまむ。

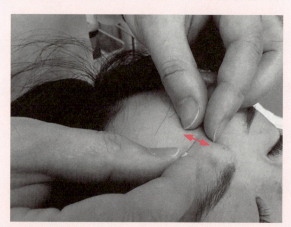

図3　手順④-a
刺手側の鍼を水平にして一定の方向に向けて把持固定する。同時に押手側の指を刺手側に向けて移動し、鍼体をつかむような動作で目的の深さに刺入する。

▼**単指押手刺入法** 示指のみを用いて鍼の角度を調節し刺入する方法

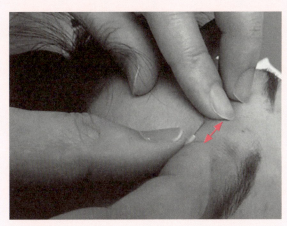

図4 手順③-b
刺手を固定し、示指を鍼の尖端を確認した後に、示指を鍼体に沿わしながら、刺し手側に向けて鍼を皮下に入れる。

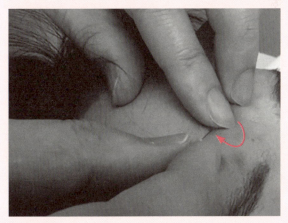

図5 手順④-b
次に時計回りに指で円を描くようにして、徐々に鍼の角度を調節しながら鍼を刺入する。

置鍼

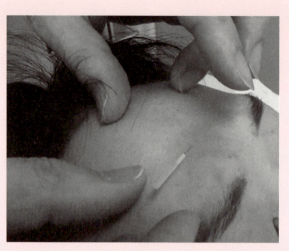

図6 ⑤⑥
手順⑤目的の深さに到達すると両手指を放して置鍼する。
手順⑥抜鍼時は、刺手を用いてゆっくりと鍼を抜く。

天、人、地と点・線・面

　筆者が臨床で行う施術法の要点をまとめると、そこには「点」「線」「面」の位相があります。つまり、「点」は経穴、「線」は経絡、「面」は蔵府、気血の反応が投影される鏡として考えるのです。

①線刺激は身体の奥深く縦横無尽に張り巡らせた電線のようなもので、深部刺激を主とします（地部）。

②点刺激は二種類あります。一つは経穴に深く刺入して、単式手技を繰り返し行う方法です（人部、地部）。

明代の医学者、高武（16世紀）著『鍼灸聚英発揮』に載る透天涼や焼山火などの複式手法も点刺激を繰り返して行うことで、木村（関西医療大学）が指摘するように皮膚血流に影響を与えて皮膚温の変化を引き起こします。

　さらにもう一つの点刺激は、チカチカとした刺激を体表面に加える接触鍼法で（天部）、点とした刺激を加えるため鍉鍼などの鍼具を利用します。

③面刺激は、切皮時に皮膚表面上に放散状の鍼感を引き出す方法です（天部）。

この面刺激が、筆者が紹介する押手刺鍼法での特徴です。押手側で鍼体を把持しながら鍼を刺入するために、刺鍼時に安定感が保たれ、刺入時の痛みも軽減されます。「点」より「面」、そして「点」より「線」の刺激を巧みに操ることで、少数の鍼や軽微な刺激での臨床効果を狙います。また、そこにみえる「点」「線」「面」による「気血」が及ぼす経絡反応は体表面にも出現します。それを具体的に記したものが『霊枢』にみられます。

『霊枢』陰陽二十五人篇
「足太陽之上、血気盛則美眉、眉有毫毛、血多気少則悪眉、面多少理、血少気多則面多肉、血気和則美色」
（足の太陽経脈に、血気が充足していれば眉毛は美しく、眉の中に毫毛が生えてきます。血が多く気が少なければ眉毛は枯れて焦悴し、顔に細かなシワが多くなります。血が少なく気が多ければ顔の肌肉は豊満です。気血が調和していれば、顔の色が美しくなります[5]）

上部を循行する足の太陽経脈

① 血気が充足していれば、眉毛は麗しく長く、眉の中に毫毛が生えてくる。
② 血が多くて気が少なければ、眉毛は枯れて憔悴し、顔に細やかなシワが多く現れる。
③ 血が少なく気が多ければ、顔面部の肌肉は豊満である。
④ 気血が調和していれば、顔面がきれいになる。

『霊枢』は、美容のために書かれた文献ではありません。そのことは誰もが知るところです。しかしここに載る文脈から考えても、心身の調和に裏打ちされた根源的な健康による「美」意識が、肌の美しさや若さを保ち続ける秘訣であることが伺いみえます。

つまり身心の乱れを調節することが、気血を調和させて、肉体的な「美」を築くという、中国伝統医学の内外合一と共通した医学概念があるのです。

『霊枢』外揣第四十五
「故遠者司外揣內、近者司內揣外、是謂陰陽之極、天地之蓋。請藏之靈蘭之室、弗敢使泄也」
(故に遠とは、身体の外表の変化から内臓の疾病を推測することができるということであり、いわゆる近とは、内臓の疾病から外表の証候を推測することができるということである。これらの道理は、陰陽の高遠深奥なる理論であり、また自然界の基本法則でもある。どうか私にこれを蘭室に秘蔵し、散逸してしまわぬようにさせていただきたい[6])

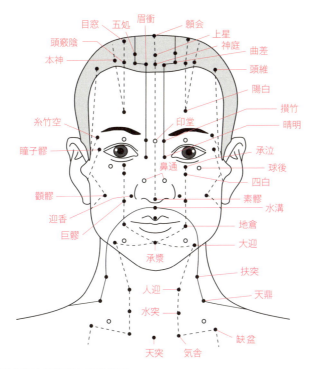

図7　顔面に分布する経絡と経穴の図
　　　顔面部には督脈、任脈、手・足三陽経の経穴が分布する。
　　　厳振国主編『常用穴位解剖基礎』上海中医学院出版社、1990年、6頁より改変。

　ここに載る「外を司り内を揣り、内を司り外を揣る（司外揣内、司内揣外）」は、中医診断学の基礎概念と一致し[7]、十二皮部など皮膚上に現れる反応は鍼灸美容を考える上での軸足の一つとなります[8]。

●「気」の補瀉観と「美」

　「気」の流れを医術の基本概念とする考え方は、中国古代医書にも明確に載っています。

『霊枢』小鍼解篇
「上守機者　知守気也。(中略)鍼以得気密意守気勿失也」
「上は機を守る」とは、高度な技術をもつ医家は、気の働きを守ることを知る。(中略)鍼を用いて気を得るならば、細かな注意と、気の変化を掌握して時期を失しないことが必要である[9]。

『霊枢』刺節真邪論
「用鍼之類、在於調気」(鍼を用いることは、気の乱れを調えることにある)

ここには乱れた「気」を整えるための意義について論じられ、疾病の改善と予防を目的とすることが記されています。

『霊枢』刺節真邪論
「用鍼者、必先察其経絡之虚実、切而循之、按而弾之、視其応動者、乃後取之而下之」(鍼を用いる者は、かならず先に経絡の虚実を観察し、経脈に沿って触診し、押さえたり引いたりして、指に反応が伝わるのを確かめて、その後で経穴を定めて鍼を刺入する[10])

『霊枢』九鍼十二原篇
「刺之要、気至而有効」(刺鍼の要とは、気を得ることにより効果が出現する)

この『黄帝内経』の文脈からも、鍼の有効性が「気」の大小に強調されていることはいうまでもありません。同様なことが『霊枢』の九鍼十二原篇、経脈篇、根結篇、始終篇、官能篇と『素問』の宝命全形論、調経論などに記述されています。

　つまり、身体の「気」の流れに注目し、必ず気機の乱れを把握した後に、刺鍼による「気」の働きを意識して手法に専念することが望まれているのです。そこには「気」の乱れにより生じた疾病の進行状況に合わせた手技法があり、鍼による「気」を通じさせることが治療のポイントとされているのです。

　また、今日の「気」という思想は『日本書紀』の一部にも受け継がれ、伝統医学教育のなかでも深く根付いています[11]。

● おわりに

　押手刺鍼法（押し手刺入法）は、伝統医学における「標」（局所）へのアプローチです。

　その特色には、従来ある刺入法とは異なり、「刺し手」側を使って、鍼を刺入したい方向に鍼の先端を固定し、皮膚に鍼先を押しあてることにあります。次に「押し手」側を使って前述の方法を用いて刺入します。つまり、「面」に刺激を広げる方法のことです。

　顔面部は皮下出血などが発生するリスクが多いため、浅刺法でも注意する必要があります。『難経』第七十八難に「鍼をなすことを知る者は、其の左を信じ（知為針者、信其左）」とあります。ここで記される左とは、日本では「押し手」が相当するのでしょう。

　「押し手」には上下圧、左右圧、周囲圧、固定圧などの加圧法があり、日本国内の鍼灸養成機関で教育を受けたものであれば、誰しもが「押し手」の

具体的な方法を知るので、「押し手」刺鍼法の理解は習得可能です。
　また、顔面局所の「標治」に加えて体質改善のための「本治」（標本同治）を組み合わせることで、より質の高い鍼灸美容への効果が紡ぎ出されることでしょう。

■参考文献
1） 人の生は、気の聚まれるなり、聚まれれば則ち生と為り、散ずれば則ち死と為る。市川安司、遠藤哲夫著、新釈漢文大系第八巻、『荘子』下、明治書院、1967年、573〜57頁。
2） 陸玖訳注『呂氏春秋』中華経典名著全、本全注全訳叢書、中華書局、2011年、73頁。
3） 町田三郎『呂氏春秋』講談社、2005年、90〜91頁に基づき一部を改めた。
4） 浅川要訳『難経解説』東洋学術出版社、1988年、409〜410頁の書き下し文と注釈には、「刺鍼時に左手をうまく使うことである。左手を使う方法としては、下文の手指で皮膚を弾いて肌肉をはりつめさせてから、さらに爪の甲をおしあてる。徐霊胎は「その左を信じるとは、その左手を上手に使うことをいう」と記載されている。
5） 明刊無名氏本『新刊黄帝内経霊枢』（内藤湖南旧蔵）を底本とする、日本内経医学会『霊枢』2006年、79頁18〜6に載る。加えて『現代語訳・黄帝内経霊枢』2007年、東洋学術出版社、252〜253頁に所収される「陰陽二十五人篇」白杉悦雄訳に基づき一部を改めた。
6） 『現代語訳・黄帝内経霊枢』東洋学術出版社、2007年、47頁に所収される「外揣篇」前田繁樹訳を参照。
7） 拙著『入門・目でみる臨床中医診断学』医歯薬出版、2009年、18頁を参照されたし。
8） 拙著『中医学に基づく実践美容鍼灸』医歯薬出版、2010年、52〜75頁には、『霊枢』を中心にした体表経絡との関係について図解しているので参照されたし。
9） 訳は南京中医薬大学中医系編著『黄帝内経霊枢訳釈』上海科学技術出版社1986を底本とする現代語訳『黄帝内経霊枢』東洋学術出版社、2007年（霊枢訳は以下に同じ）。松木きか訳68〜70頁を参照し一部を改めた。
10） 白杉悦雄訳所収『現代語訳・黄帝内経霊枢』東洋学術出版社、2007年411〜412頁に基づき一部を改めた。
11） 王財源著「『黄帝内経』の補瀉観と古代『老子』との関係性についての文献的研究」を所収する関西医療大学紀要 Vol.3. 2009年には、『日本書紀』と『老子』の関係について指摘、そこには「気」についての考察がある。

絵図
厳振国主編『常用穴位解剖基礎』上海中医学院出版社、1990年、6頁を改訂引用。

初出
王財源著『押し手刺鍼法・実践！ 鍼美容』東洋医学鍼灸ジャーナル、緑書房、2012年、82〜85頁。

臨床実践

審美六鍼の概念と美容的効果

「美」を引き出すために古代九鍼を刺さない鍼として蘇らせた「審美六鍼」。その概念と効果、施術法を古典文献を紐解きながら説明します。

内山 卓子　Takako Uchiyama

 ## はじめに

医書『素問』『霊枢』には「気と養生思想」を基本概念として、肌の色、艶、弾力性が身体内部の気血、蔵府、経絡とつながり、その異常は体表部に反映すると記されています。インナービューティー（内なる自身の美しさ）と外形（容美）の調和が醸し出されることで、「美しい人」になるとしています。

しかしながら、ここ数年、顔面筋肉（経穴）の刺激を主とした「美容鍼」が東洋医学と称して注目されてきました。

「審美六鍼」は伝統医学の概念から誕生した「鍼灸美容」法として、気血を誘導し肌を美しく導くのみならず、「美しくなりたい人」の心にまで寄り添い施術します。その概念と鍼術法を『素問』『霊枢』から本文・訳文を用いて説明します。

> 「美」を創出する方法として、顔面局所に対する力学的な物理刺激による顔面鍼を「美容鍼灸」と呼ぶ。心身両面に主眼を置き、全人的な施術を軸とし「気」の医学と哲学を主体とした施術を「鍼灸美容」とする…
> 「王財源　中国伝統医学における皮膚美容の文献的検討―『黄帝内経』にみえる鍼灸美容」より引用

刺さない美容鍼の誕生

　審美六鍼は2010年に関西医療大学の王財源氏が「デリケートな肌に鍼を刺さずに治療したい」と中国伝統医学を基盤に「美」の創出を実践する方法として、古典理論を現代に蘇らせ考案した古代九鍼の新しい応用法です。臨床家が容易に使用できる滅菌処理可能なステンレス製で既に商品化されています。

　古代九鍼については『霊枢』九鍼十二原篇第一に、員鍼(インシン)、鍉鍼(テイシン)、鑱鍼(ザンシン)、鈹鍼(ヒシン)、鋒鍼(ホウシン)、員利鍼(インリシン)、長鍼(チョウシン)、大鍼(ダイシン)、毫鍼(ゴウシン)の形状と使用目的が記されています。

「鑱鍼者、頭大末鋭、去写陽気。員鍼者、鍼如卵形。揩摩分間、不得傷肌肉、以写分気。鍉鍼者、鋒写黍粟之鋭、主按脈勿陥。以致其気。鋒鍼者、刀三隅、以発痼疾。鈹鍼者、末如剣鋒、以取大膿。員利鍼者、大如氂。且員且鋭、中身微大、以取暴気。…」(鑱鍼は頭が大きく、末鋭く浅刺に用い、邪熱を瀉し、員鍼は頭が卵形をしており分肉間を按摩し傷つけることなく邪気を瀉します。鍉鍼は鍼先が黍粟のように微かに丸く、経脈を按摩し気血を流通させますが、鍼先で深く肌肉を窪ませると生気を害します。鋒鍼は三面に鋭利な刃があり慢性疾患を治療に使用します。鈹鍼は鍼先が剣鋒の如くで膿を出します。員利鍼の形は馬尾状で太く鍼先は丸いが鋭利で急性の疾患に使います)

　審美六鍼は古代九鍼から臨床に使用しやすい員鍼、鍉鍼、鑱鍼、鈹鍼、鋒鍼、員利鍼が顔面部を傷つけない形状に改良されたものです。

肌を美しく保つ気血津液

　バランスのとれた食生活が健康な心身のもとですが、現代人には嗜好品の

過剰摂取や野菜不足の傾向があります。中国古代医学では「気」により人体は養われる、と記されているように、酸味・苦味・甘味・辛味・塩辛い味は「五味」として五臓に入り体をつくり、その栄養物質は精気と呼ばれ、変化しながら津液、血にもなりさまざまな機能を遂行します。すなわち「気」は五味から生ずるため、量的過不足、質的異常は体を傷つけるのです。

『霊枢』決気篇第三十には以下の記述があります。

「上焦開発、宣五穀味、熏膚、充身、沢毛、若霧露之灌、是伊謂気。何謂津。腠理発泄、汗出溱溱、是謂津。何謂液。穀入気満、淖沢注于骨、骨属屈伸、洩沢補益脳髄、皮膚潤沢、是謂液。何謂血。中焦受取汁、変化而赤、是謂血」（気とは五穀《飲食物》が化し生じた精徴で皮膚、全身を養い、毛髪を潤い霧露が灌ぐ如く、津は肌肉の腠理(きめ)が粗くなると汗として大量に出て、液は水穀が全身に満ち潤い溢れ骨、脳髄、皮膚を潤沢にします。飲食物を消化吸収後、赤く変化した液体を血という）

気血津液のもとは飲食物で、その盛衰が肌の艶、毛髪の枯渇に反映していくと述べています。

五味の偏食は津液にも影響し『霊枢』五癃津液別篇第三十六、『素問』五蔵生成篇第十には「飲食物は五味に応じた五蔵に運ばれ津液も好む経路に行きます。津は送り出され肌を温め潤います」「鹹（しおからい）味を多く食すと血脈は凝滞し、色沢が変化し、苦（にがい）味を多く食すと皮膚は枯れ、毛が抜けます。辛い味を多く食すと筋は引きつり爪も枯れます。酸味を多く食すと肌は厚くなり皺が縮みます。甘味を多く食すと頭髪が抜けます」。

また『素問』生気通天論篇第三では、飲食（五味）の超過は五蔵を損傷し肌の萎縮、心気抑鬱、顔の黒ずみ、胃部張満、精神不安定などを引き起こすと

述べてあり、以下のような記述もあります。

> 「是故謹和五味、骨正筋柔、気血以流、腠理以密。如是則骨気以精、謹道如法、長有天命」（謹んで五味の調和に注意すれば骨格は歪まず、筋肉は柔軟に、気血は滞りなく流れ、肌理が整います。このようであれば、骨気はたくましくなります。道を慎み養生法の如くすれば長く天命を享受することができるのです）

すなわち身体美に必要な気血津液は五味の調和と養生法が必要であると記されているのです。

表情と七情

顔は心の鏡であるといわれます。「喜ぶ」「怒る」「思う」「憂う」「悲しむ」「恐れる」「驚く」は七つの情緒であり（内因）、五志・五気と呼ばれ、環境因子である外因とともに五蔵とかかわりをもち、その働きにより気血も充実します。

笑顔、心配顔、憂い顔、怒り顔…これらの表情は刻々と変化し、外見上は自己の最も多い七情に応じシワやたるみがあらわれます。

> 『霊枢』邪気臓腑病形篇第四
> 「諸陽之会、皆在于面」（三陰三陽の経脈はすべて顔に集まっています）
>
> 「愁憂恐懼則傷心」（憂いや恐れは心を傷つけます）

> 『素問』血気形志篇第二十四
> 「形楽志苦、病生於脈。形楽志楽、病生於肉。形苦志楽、病生於咽嗌。形数驚恐、経絡不通。是」（体が楽で心が苦しい人の病は脈に発す。体が楽で心も楽な人は病が筋肉に発す。体が苦しく心が楽であれば病は咽頭に発す。度々驚たり、恐怖心がある人は経絡の気血が停滞する。これが五種の心と体の病である）

> 『素問』生気通天論篇第三
> 「陽気者、精則養神、柔則養筋」（陽気は精となり、神を養い、太陽の如くおだやかに筋を養う）

心を明るく保つと気血は流れ、肌膚も弾み潤い、養神（内面）養形（外形）があらわれます。

● 審美六鍼－肌を美しく導く美容法－

聚散合離の概念

顔面の肌膚に活力と潤いを集めるために欠かせない聚散合離の概念があります。聚（気血を局所に集め）、散（集めた気血を局所にまき散らし）、合（経絡をつなぎ臓腑で生成された栄養素を目的の場所へ運ぶ）、離（集まりすぎた気血を遠隔へ誘導する）、これらの手技から体内で生じる気血の昇降と経絡の疎通を促し陰陽の調和を図ります。

審美六鍼の特有な形状を利用し顔面の活血化瘀や疎通経脈を促すことにより、体表には張りのある肌膚、艶のある髪、滑らかな肌質をつくります。

補瀉

「審美六鍼」は刺入しないが、肌の状態から「有余るは瀉し、不足は補う」の法則に則り補瀉は必要です。

> 『霊枢』九鍼十二原篇第一
> 「凡用鍼者、虛則實之、滿則泄之、宛陳則除之。大要曰、除而疾則實、疾而虛則虛。…虛實之要、九鍼最妙」（気が虚なれば補法を用い、邪気が実すれば瀉法を用い、気血が鬱滞すればそれを除き、邪気が亢進すれば攻める方法を用います。…虚実補瀉には九鍼が最妙です）

次頁より審美六鍼の鍼術法を紹介しています。

鍼術法

鍼術法①
【分抹面庭法】
ぶんまつめんていほう

　鑱鍼を使用した施術。

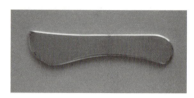

鑱鍼

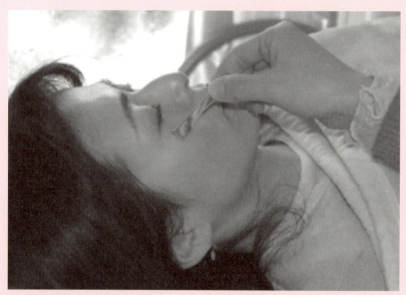

図1　鑱鍼による施術法
　　　鑱鍼にて前額部、眼瞼部、頬部、下顎部を鼻部(中心)に向けて鍼の丸みを帯びた部分を肌肉に滑らすように気血を集め(聚)、次に集めた気血を散らすように前額部、眼瞼部、頬部、鼻唇溝(ほうれい線)、下顎部を外方に向けて滑らせます(散)。

鍼術法②
【一指弾推法】
員利鍼を使用した施術。

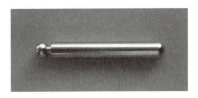

員利鍼

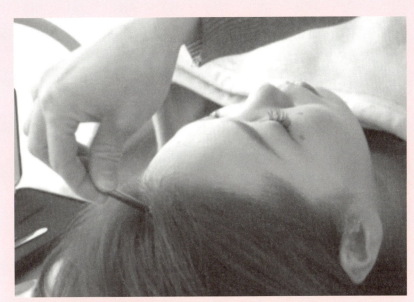

図2　員利鍼による施術法
　　　員利鍼は頭部の気血を調節し顔を引き締めます。点刺は百会穴（昇提益気）、神庭穴で（寧心安神）を促し（聚）、気血が上昇しすぎないように手指、足指末端の井穴に点刺（離）、員利鍼は鍼先端が鋭利であるが、先端部を「皮膚に当てる」ようにイメージすると接触痛が起こらない。

鍼術法③
【点刺眉筋法】
　鍉鍼を使用した施術。

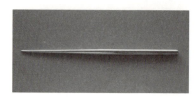

鍉鍼

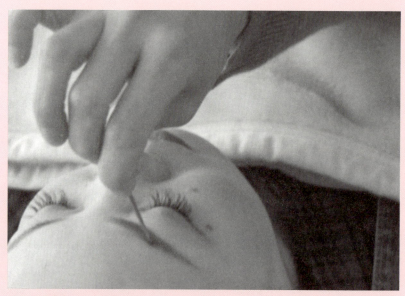

図3　鍉鍼による施術法
　鍉鍼は眉毛の流れる方向に攅竹から瞳子髎まで1～2ミリ間隔で点刺を3回程度繰り返すとやや発赤します。
　『霊枢』九鍼十二原篇第一では「鍉鍼は粟粒上に丸く経脈を按摩、気血流通させる。深く肌肉を窪ましてはならない」とあり、接触させるだけにとどめ気血を集めます（聚）。

鍼術法④
【按点口眼輪法】
　員鍼を使用した施術。

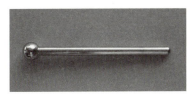

員鍼

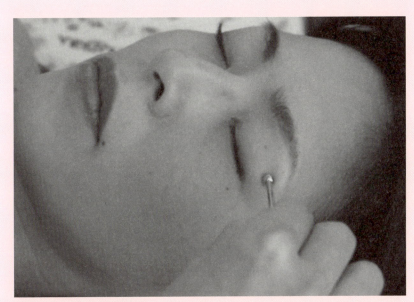

図4　員鍼による施術法
　員鍼は鍼先が丸くスムーズに肌肉を滑らせます。『霊枢』には「鍼先は丸い卵型、按摩、分肉間の疾病を治す。肉を傷つけず、分肉間の邪気を瀉す」と記されています。眼輪筋を時計回りにゆっくり円を描くように滑らせ約3回繰り返し、印堂、晴明、四白に数秒間軽く圧を加えます。
　口輪筋も時計回りに円を描くように約3回滑らせ、人中に軽く圧を数秒間加えます。

鍼術法⑤
【搓摩耳介法】

鋒鍼を使用した施術。

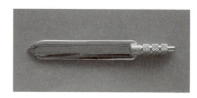

鋒鍼

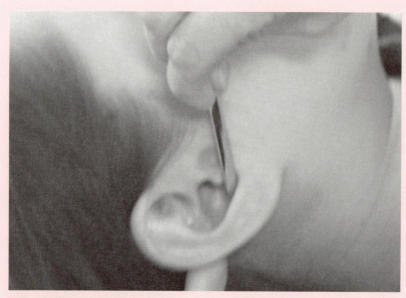

図5　鋒鍼による施術法
　　鋒鍼は耳介部に刀状部の鍼先は使用せず側面で、耳介周辺は中から外に、内部、耳垂部、耳後部は上から下にやさしく円を描くように刮痧し、気血が耳全体に流れるようイメージします。龍頭を使用し目的に応じた耳穴に軽く圧を加えます。『霊枢』陰陽二十五人篇に「上部を循行する気血が充足していれば、眉毛は美しく長く、耳部もきれいで潤いがある」と記されています。

鍼術法⑥
【鍉推顎法(ていすいがくほう)】

鈹鍼を使用した施術。

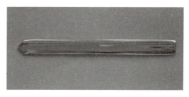

鈹鍼

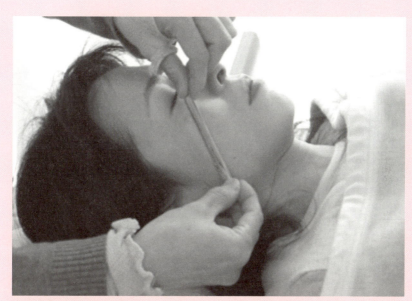

図6　鈹鍼による施術法
鈹鍼は下顎周辺、首筋から顎下、フェイスラインを下から上に滑らせます。（合、散）鍼全体を水平にして肌肉に接触させながらゆっくりと行います。とくに首筋から下顎に行う際はシワを傷つけないように丁寧に行います。強く引っ張ると発赤、出血することもあるため注意が必要です。

症例

　筆者の治療院での審美六鍼術症例を紹介します。すべての依頼者に四診し弁証論治、審美六鍼を施術し、その手順と所見に応じた方法を記しました。詳細のない箇所は前述の鍼術法①〜⑥に準じてください。

◆症例1　30歳代　女性

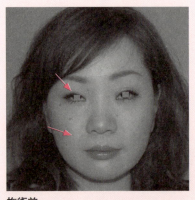
施術前

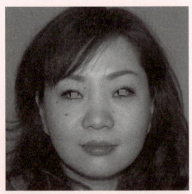
施術後

主訴：むくみ、小ジワ、ニキビ、くま
その他：肩凝り
他覚的所見：吹き出物がアゴ周辺にみられる。目元に小ジワあり。
問診：アレルギーなし、便秘気味で、尿量は1日5回以上。発汗は多く、酸味、辛味、鹹味を好む。喫煙、飲酒は毎日する。イライラしやすい、手足の冷えを感じる。
　『素問』生気通天論篇に「ニキビは労働（運動）の後に汗が出て風に当たると、寒気が皮膚に迫って、しばしばニキビを発生させる。毛穴の開閉がその調節機能を失うと寒気が気に乗じて侵入する」とあり弁証分類は肺熱、胃熱、血熱、毒熱、湿毒血瘀の5タイプとされます。

症例1の手技：

鍼術法①鑱鍼にて分抹面庭法を行う。目元にはクマの気血をまき散らし、集める際は丁寧に鍼を接触させて擦らずに行います。凸ニキビが治癒していない場合は、本治法にて寒・湿・熱を補い早期治癒に導いてから施術します。

鍼術法②一指弾推法。

鍼術法③点刺眉筋法。

鍼術法④員鍼にて按点口眼輪法を施す際は、圧が加わり眼輪筋を引っ張ると、皮膚をたるませ小ジワが入りやすくなるため、皮膚が薄い目元、眼瞼部は卵型の鍼先が肌に接触するかしないか程度の力加減にします。

鍼術法⑤搓摩耳介法。

鍼術法⑥纏推頬法は鈹鍼を用い、とくにむくみ改善や小顔を希望される際は念入りに行います。たるみ、シワに食い込まないように注意してゆっくり耳下まで滑らせます。顎下から同じ要領で、目じりは擦らずに側頭部髪際まで滑らせ、鼻唇溝（ほうれい線）から耳下、また鼻唇溝から耳珠、鼻唇溝から側頭部髪際まで数回繰り返します。目元から太陽まで圧は加えずに2〜3回繰り返します。

結果：1回目　頬全体に弾力が感じられ、目がはっきりしました。

感想：施術中はとても気持ちがよく最後まで寝ていて、施術後に鏡をみると目がはっきりして輪郭がシャープになっていました。

経過：施術後5日間は顔、足のむくみが感じられませんでした。以後は週に1度の施術で人から「顔がすっきりした」といわれました。

◆症例2　40歳代　女性

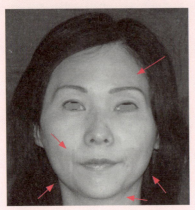
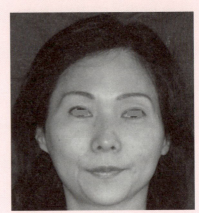

施術前　　　　　　　　　　　　　施術後

主訴：瞼のくぼみ　小顔希望
問診：アレルギーなし、便通良好、尿量1日5回以上、酸味を好む、ストレスの感じ方はイライラする。

症例2の手技：

鍼術法①鑱鍼にて前額、側頭部、頬、顎部から任脈上に集め、ほうれい線、口角、目元から気血を散らします。『素問』上古天真論には「女子は六七（42歳）にして三陽の脈上に衰え、面皆焦れ、髪初めて白し」（三陽の脈は尽く頭に上り、それが衰えると顔色がみなやつれ髪が白くなる）とあります。気血の動きを感じながら鍼を刮痧させるように意識します。

鍼術法②員利鍼で百会、神庭、手、足井穴を疎通します。

鍼術法③鍉鍼で気血疎通する際、強く圧しないよう注意します。

鍼術法④目元、口元の「たるみ」に員鍼を滑らせる際、40歳以上の肌は薄く、鍼先に絡みつきます。鍼先を軽く肌に乗せてゆっくり滑らせ、絡んだ際は皮膚と鍼先が離れない程度まで力を抜くのがポイントです。

鍼術法⑥ほうれい線、頬部の小ジワ上に鈹鍼を水平に寝かせ、引っ張らず外方へ滑らせます。

結果：施術後は目元・口元に張りが出て輪郭は引き締まりました。

経過：施術を継続することで顔色が明るくなり・艶があらわれました。以後２週に１度は継続しています。

考察：腎気、三陽が衰え始める年齢に配慮して鍼術を行うことにより眉、目、顔全体の活力が溢れ、本治法では温経散寒・活血通脈や腎陽を補います。

◆症例3　40歳代　女性

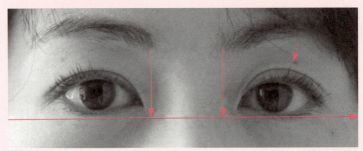

施術前

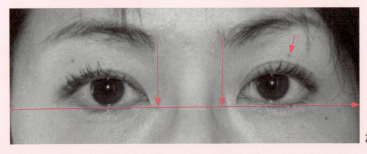

施術後

主訴：以前より左眼瞼の厚み、重さを感じる
その他：ほうれい線、フェイスラインのたるみが最近気になり始めた。
問診：アレルギーあり、発汗しやすい、便通良好、尿量1日5回以上。
　　　　ストレスを感じると不安になりやすい。とくに好む味付けなし。
他覚的所見：左瞼がやや下がり気味。口角部・下顎部の肌の弾力が低下気味。
　　　　本症例では、左右のアンバランスを審美六鍼術により気血を動かして整えることを目的として施術しました。

症例３の手技：

鍼術法①②の施術後は、以下の施術を行いました。

鍼術法③点刺眉筋法を鍉鍼にて４回程度反復します。『霊枢』に「眉が秀麗であれば足の太陽経脈の気血が充実しています…（中略）体の肌肉が痩せていて潤沢でないのは、気血がともに不足しています」とあり、症例３の本来美しい眉も過度の過労から中気が衰退したため、左右の目の高さなどのアンバランスや、ほうれい線、フェイスラインのたるみがあらわれたと思われます。

鍼術法④員鍼は右眼を輪時計回りに軽くゆっくりと擦らせて、晴明、太陽、四白を鍼頭で軽圧します。晴明は硬く軽く圧すると鍼先が滑ってしまうので、焦らずさらに力を抜き、２～３回繰り返します。左眼輪筋はさらに軽く滑らせます。左右差で力が入りやすく、左眼輪筋や瞼に強めに刮痧しがちですが、「虚すれば（下垂）補う」を念頭に置いて下垂そのものより、気血疎通を促します。

鍼術法⑥鈹鍼にて経絡をつなぎ、蔵府で生成された栄養素を顔面部、頭部にまで行き渡るように５回程度擦ります。

結果：気になっていた左瞼が鏡でみても幅が狭くなり、目も開きやすくなって目の高さは左右同じようになりました。

経過：施術２回目以降は鈹鍼で下から上に少し圧を加え、５回目に左顔面下垂左右のバランスが整うようになりました。

考察：左顔面が弾力の低下した（虚）状態でしたが、審美六鍼は補法に適しており、肌に張り、艶がみられ左瞼も施術１回目で満足の得られる結果となりました。

◆症例4　60歳代　女性

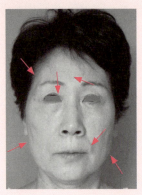
施術前

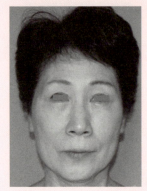
施術後

主訴：目元のシワ、口元のシワが気になる。
他覚的所見：前額部、眉筋のこわばり、肌の乾燥あり。
問診：神経質。考え込むと目に力が入り目頭をしかめる。時に眼輪部に皮膚炎あり。不眠、胸悶、息苦しい。

症例4の手技：
鍼術法①鑱鍼は前額部、とくに側頭部（絲竹空と頷厭の中央）を念入りに（聚、散）ゆっくり肌に滑らせます。思慮深さは眉、眉間の皺皮筋や眼輪筋の動きを抑制し、触れると小瘤状に盛り上がりますが無理に圧迫せず気血を促し、同時に術者は「思慮の苦しさ」を思いやり、やさしく手技を施すように心がけます。
鍼術法②員利鍼は神庭、百会、四神総に軽く接触した状態で、皮膚から離さず響きを感じるまで維持します。
鍼術法③鍉鍼は1点に約3秒かけて、眉頭から眉尻まで3回繰り返します。
鍼術法④員鍼は眼輪筋周辺を丸い鍼頭で滑らせ、晴明、四白、太陽、魚腰の

順に軽く押圧します。
鍼術法⑤鋒鍼は龍頭で神門、交感をゆっくり押圧します。
鍼術法⑥たるみに左右差がみられ、右頬、下顎部は下垂しており左側は硬く
　　　こわばっています。鍉鍼で右側のたるみを持ち上げるような刮痧
　　　は、物理刺激で肌の負担となりますので、「虚則実之」にしたがい
　　　鍉鍼の面を右側肌にやや押さえつけ滑らせます（合）。左側は刃部で
　　　輪郭を、面で鼻翼から水平に外側へ（離）、眼窩部から側頭部に軽く
　　　滑らせます。

結果：目が開きやすく、肌が柔らかく張りが出ました。
経過：週に一度の審美六鍼施術で、ほうれい線は薄くなりフェイスラインに
　　　左右差はみられません。眼輪部のシワも減少し、前額部（眉上）の硬さ
　　　が課題となりました。

『霊枢』天年篇第五十四に以下のようにあります。

「六十歳、心気始衰、苦憂思悲、血気懈惰」（六十歳になると心気が衰え始め、憂鬱で思苦し、悲しみ、血気が停滞し怠惰となる）

心は神明を主り、精神の妨げは心の華である顔面にあらわれてきます。『素問』五臓生成篇第十には以下のようにあります。

「心之合脈也。其栄色也。其主腎也。肺之合皮也。其栄毛也。其主心也。肝之合筋也。其栄爪也。其主肺也。脾之合肉也。其栄唇也。其主肝也。腎

之合骨也。其栄髪也。其主脾也」
(心と脈は協同し血を主り、華やかに顔色に表れる。腎はそれを統御する。
肺と皮膚は協同し気を主り、華やかに毛に表れる。心はそれを統御する。
肝と筋は協同し活動を主り、華やかに筋に表れる。肺はそれを統御する。
脾と肉は協同し栄養を主り、華やかに唇に表れる。肝はそれを統御する。
腎と骨は協同し栄養を主り、華やかに髪に表れる。脾それを統御する)

「内より外を知り、外より内を測る」という内外合一観を記しています。

おわりに

　黄帝内経の原書成立は前漢時代(200年頃)です。『霊枢』九鍼十二原篇第一の冒頭で、黄帝は生活苦と疾病に苦しむ民百姓に対し、彼らの疾病の治療にあたって、薬剤と砭石を使うことなく微鍼を用いて経脈を通じさせ、気血を調和させ、経脈中の気血の往来、出入りや会合を正常に回復させたいと考え、同時にこうした治療法を後世に遺し鍼治療の道理を明らかにし、それを永遠に滅びることなく、末永く伝わるよう岐伯にその理論と手技を問答しました。

「岐伯答曰…粗守形、上神守。神乎、神客在門。未睹其疾、悪知其原。刺之、徴、在速遅。麤守関、上守機。機之動、不離其空。空中之機、清静而微。其来不可逢、其往不可追。知機之道者、不可掛以髪」
岐伯は「技術の低劣の医家のことを指して、形だけにこだわり個々の患者の変化をみない者とし、高度な技術をもつ医家は、患者の神気の盛衰に基

づき補瀉の手法を使うとしています。気機の虚実変化を理解せず〈弦矢を時期をはずして放たれる〉如く手法を乱用すると、治療目的を果たすことができないだけでなく症状も悪化させてしまいます」と答えた。

　鍼灸を扱う者は古き叡智を再認し、また自己反省する謙虚な姿勢が望まれます。「審美六鍼」の手技についても、結果のみを追求し圧や、摩擦が過剰になるなどの安易な物理的刺激に主従するのではなく、四診情報を把握分析し、さらにこころの内部に影響を与える職場、家庭などの環境因子にも寄り添うような姿勢が求められます。

　審美六鍼施術中の20分は顔をみつめ表情、髪の艶、眉、肌の状態、唇の潤いなど細やかにみて「こころの表情」を感じ、相互間の魂を調和します。それは「審美六鍼」を道具としてではなく、内なる輝きのなかに真の「美」を認める「全人的な施術」として認識することであり、これこそが「鍼灸美容」の概念なのです。

※本稿の症例対象者全員から、研究への参加、個人情報の守秘に関する書面によるインフォームドコンセントを得ています。

■参考文献
1）王財源．『中医学に基づく実践美容鍼灸』医歯薬出版．2010年．
2）白杉悦雄監訳『現代語訳　黄帝内経・霊枢』東洋学術出版社．1999年．
3）石田秀実監訳『現代語訳　黄帝内経・素問』東洋学術出版社．1991年．
4）王財源．『わかりやすい臨床中医診断学』医歯薬出版．2003年．
5）王財源『臨床中医美容学　古代九鍼よりのアプローチ』　全日本鍼灸学会雑誌61巻1号、46-50頁、2011年
6）王財源、大形徹　『鍼灸美容にみえる《美》意識についての考察　中国哲学を基盤とした《美》』全日本鍼灸学会雑誌63巻2号、123-131頁、2013年
7）王財源『中国伝統医学における皮膚美容の文献的検討「黄帝内経」にみえる鍼灸美容』日本東洋医学雑誌65巻第2号124-137頁、2014年
8）宮地良樹他．『皮膚美容学』南山堂．2005年：87〜95
9）家本誠一．『黄帝内経素問訳注』第一巻　医道の日本．2009年
10）家本誠一．『黄帝内経霊枢訳注』第一巻　医道の日本．2008年

臨床実践

良導絡と健康美容

健康と美容には、日常生活の改善や自律神経を整えることが大切です。良導絡自律神経調整療法によって、本当の健康美を目指しましょう。

樋口 理恵　*Rie Higuchi*

はじめに

"健康"と"美容"は、身体と心の変化が大きくかかわってきます。

私たちの身体は内的要因、外的要因、不内外因により常に刺激を受けていますが(表1)、恒常性によりバランスを保っています。

しかし、それらのバランスが崩れると、身体の不調・心の不調が生じ、日常生活、顔の表情、肌の状態、自律神経系などにあらわれてきます(図1)。

身体と心は常に影響しあい、また、健康と美容も常に影響しあっています。

良導絡では、ノイロメトリーを使用し、自律神経系のバランスの測定、直流電気を使用した治療などを行っていきます。鍼灸を通し、身体も心も健やかな、健康美容に進んでいけることを目標としています。

表1　内因、外因、不内外因

内因	心因性（感情ストレス）、体調不良、ホルモンバランスの崩れ、睡眠不足、栄養のアンバランス、精神的ストレスなど
外因	紫外線、乾燥、外傷、天候、気候の変動など
不内外因	内因、外因にあてはまらない、疲労、生活の乱れ、暴飲暴食、偏った食習慣など

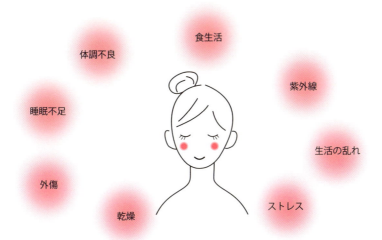

図1　肌へのトラブル例

良導絡について

良導絡とは

「良導絡」は正式には「良導絡自律神経調整法」と呼ばれ、1950年に中谷義雄医学博士によって創始されました。1940年代後半、京都大学医学部生理学教室の笹川久吾教授のもとで独自の電気式ツボ探索器(ノイロメーター)を製作し、ある腎臓病患者さんの皮膚の通電抵抗(電気の流れやすさ)を調べていたところ、経絡の一つである腎経の流れとよく似た走行である電気が流れやすい経路を発見しました。

　他の部位も測定してみると、電気の通りやすい部位が点状に並んでおり、経絡と類似していることから、『良く電気の導かれやすい点』として、"良導点"と呼びました。また、電圧を低くしてあらわれる点を"反応良導点"と呼び、その点と点を結んだラインを『良く電気の導かれる特定部位の連絡系

統』から"良導絡"と命名されました。

中谷は良導絡専用グラフを用いて、24本の良導絡のバランスを測定することを考案しました。

良導絡は、自律神経（交感神経）の状態をノイロメーター（図2）で測定し、『皮膚電気抵抗を指標として、自律神経（交感神経）系の興奮性を客観的にとらえ、統計学的データをもとにして全身的、局所的な興奮性の異常を、健康人の興奮性（生理的範囲）に近づけようとする治療法です。

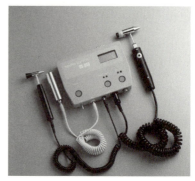

図2　新ノイロソフター DS-208
パソコンとつなげて測定し、測定したものがグラフ化される

● 交感神経と皮膚通電抵抗

中谷は、『交感神経興奮剤を注射すると、電気が良く流れる部位が増加し、抑制剤を注射すると減少する。また、副交感神経興奮剤の注射は減少させ、抑制剤は増加させる』という実験を報告しています。

これは、皮膚通電抵抗が交感神経の興奮性と深く関与していることと皮膚通電電気抵抗の変化は交感神経と相関性があり、皮膚の電気伝導性が自律神経系の中枢によってコントロールされていることを示唆しています。

良導絡治療には、本治法に当たる"全良導絡調整療法"と標治法に当たる"反応良導点治療"があります。

内臓や筋肉、関節に異常があると、その異常な信号がいったん中枢（脳や脊髄）に伝達され、皮膚、筋肉に投射されます。そして皮膚上にあらわれ、交感神経の興奮性を示すのが反応良導点であり、良導絡現象といいます。

ノイロメーターの使用方法には以下の三つの方法があります。
- 全良導絡測定
- 良導点・反応良導点の探索
- 全良導絡調整法・直流電気鍼刺激

この三つの方法を順番に説明していきます。

全良導絡測定

良導絡の測定方法

まず全良導絡の代表測定点（図3）を測定します。その電流量を良導絡専用

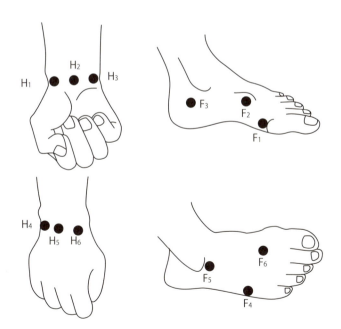

図3　代表測定点

カルテにグラフ化し良導絡チャートを作成してから、全体のバランスを観察して異常良導絡を検出します。

1. 患者さんには靴下、手袋などを脱いで、測定部を露出してもらいます。
2. 握り導子を患者さんの片手(左右どちらでもよい)に握ってもらいます。
   ＊測定途中に持ち替えはしません。
3. 測定導子には、水または生理食塩水で濡らした綿花を使用、綿花部を測定部位(下記)に当てます。
   ＊皮膚に直角に密着するように接触させます。
   ＊斜めに当てたり、ずらしたり、接触し直したりはしないよう注意します。
4. 代表測定点24カ所、手(Hand)12カ所、足(Foot)12カ所を測定していきます。
5. 測定器のメーターの数値を読み取り、その数値を良導絡チャート(カルテ)に記入していきます。今はパソコンに接続すると、直接パソコン上にチャートが出るようになっています。

生理的範囲

　代表測定点の電流量は健康な人であっても一定ではなく、年齢や体質などによって異なります。また環境(気候や湿度など)の変化、日常生活動作によって各良導絡の興奮性に変動を生じたりし、日内の経時的変動も認められます。

　これらの変動は生理的なもので一定の幅があり、いわば健康状態での許容範囲ということができます。この一定の幅を"生理的範囲"と呼び、そこから逸脱したものを異常良導絡としてみます(図4)。

　次に複数の異常良導絡を組み合わせ、症状との関連をみてみます。

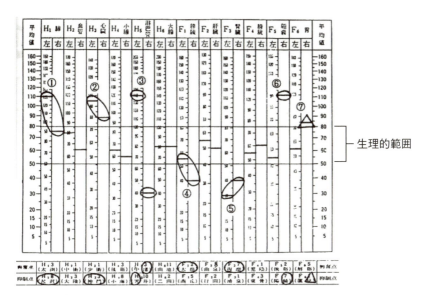

図4　良導絡チャート

・精神不安定型Ⅰ・Ⅱ・Ⅲ
・便通異常
・胃腸の異常

　など、さまざまなパターンがあります。

良導点・反応良導点の探索

1．[良導点]

　21Vの電圧（直流）で、直径1cm以下の小さな電極（陰極）を用い、皮膚上に弱い電流を流すと、約1〜2cmおきに碁盤目の上に碁石を並べたようなかたちで、電気の流れやすい（導電性が高い）点が観測されます。

　上半身は下半身に比べ、電気はよく流れ、良導点は多く出現します。

2．[反応良導点]

　電圧を12Vに落とし、同様に皮膚の導電性を観察すると、21Vに比べ大幅に数は減少しますが、鮮明な良導点を見い出すことができます。

　12Vでみられる良導点は、身体(内臓を含む)に異常があるときにより鮮明にあらわれ、異常を呈する内臓や部位によって出現する場所が異なります。このように、身体の異常や刺激に反応して出現し変動する良導点を、「反応良導点」と呼んでいます。

　「良導点」は誰にでも共通してみられる〈生理的現象〉であり、「反応良導点」は、疾病や刺激の反射としてあらわれる〈病態生理的現象〉であるといえます。

　「反応良導点」があると同時に、身体の異常や刺激に反応して電流が流れにくくなる「反応不良導点」も存在します。

全良導絡調整法・直流電気鍼刺激

　生理的範囲から逸脱したものを"異常良導絡"といい、良導絡を測定したグラフを見て、そのパターンをみていきます。

　全良導絡測定から、興奮(実)している良導絡(経絡)は抑制点、抑制している良導絡(経絡)は興奮点に鍼刺激を行うのが基本となっています。

　治療点は平均値(生理的範囲)から離れているものを3〜4個とり、ＥＲ鍼管、またはディスポＥＲ鍼(図5)を用いて、刺入した鍼に微弱な直流電気鍼を行います。

　直流電気鍼の方法は患者さんにノイロメーターの握り導子を握ってもらい、探索導子にＥＲ鍼の金属部分を接触させ、鍼に微弱電流を流します(標準100〜150μAを7秒通電)(図6)。

　その後、基本治療点を刺激していきます。基本治療点も全身の調整療法

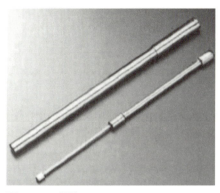

図5　ER鍼管

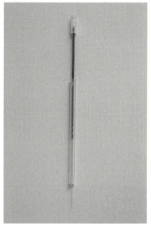

ER鍼ディスポーザブル

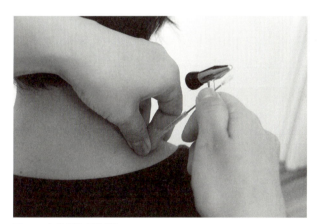

図6　直流電気鍼刺激

で、Ⅰ～Ⅴまであります。

基本治療点

基本治療点には五つのパターンがあり、症状により刺激量を考慮し、適宜段階的に選択します。

【基本Ⅰ】

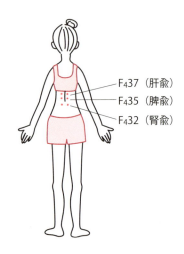

F_{437}（肝兪）
F_{435}（脾兪）
F_{432}（腎兪）

肝兪、脾兪、腎兪
肝・胃・膵・腎・副腎を強め、解毒機能や防衛機能を高める目的で用いる。異常良導絡の調整を引き締める作用があるので、全良導絡調整には必ず使用する。

【基本Ⅱ】

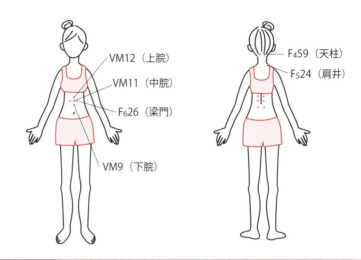

基本Ⅰに　天柱、肩井、上腕、中脘、下脘、梁門を加える。
後頭部や肩の凝りを訴えるものや胃腸の多い人が多いので組み入れる。

【基本Ⅲ】

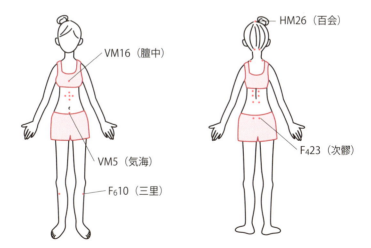

基本Ⅱに　百会、膻中、次髎、足三里、気海を加える。
頭をすっきりさせ、気分を落ち着かせ、骨盤内の血液循環をよくし、胃の機能を高める。

【基本Ⅳ】

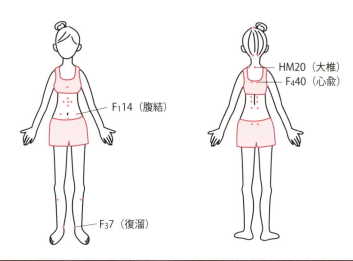

基本Ⅲに 大椎、心兪、腹結、復溜を加える。
背部の凝りを取り、心臓の機能を調節し、腸の機能を高める。

【基本Ⅴ】

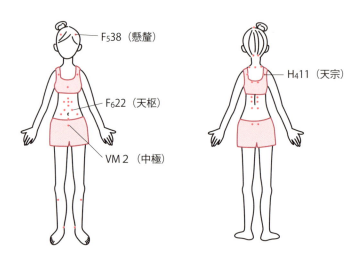

基本Ⅳに 懸釐、中府、天枢、中極、天宗を加える。
全身的に効果があるように配穴してある。
病名がはっきりせず、治療方針が定まらないときなどに用いると効果的である。

症例

皮膚の基礎知識

　皮膚は「表皮」「真皮」「皮下組織」からなり、表皮の厚さは0.1~0.3mmといわれています。また、表皮は「基底層」「有棘層」「顆粒層」「角質層」の４層の構造になっており、表皮の表面は皮膚膜で覆われています。

　皮膚は数mmのところでターンオーバーを繰り返し、新しい皮膚へと生まれ変わります。ターンオーバーは、基底層→有棘層→顆粒層→角質層と皮膚の表面に向かって押し上げられる肌の新陳代謝のことで、10〜20代の健康な人のターンオーバーは平均28日周期といわれており、30代、40代、50代、60代と年齢を重ねるごと周期も遅くなります。

　また、部位や年齢によって周期は異なりますが、顔に関しては10〜30日程度だといわれています。

　肌のターンオーバーが正常であれば、シミになっても徐々に消えていくのですが、そうでない場合はシミとして残ってしまいます。

　表皮の下にある「真皮」は厚さ2mmほどで、血管・リンパ管・神経・皮脂腺・汗腺などがあり、汗や皮脂の分泌・栄養の補給などを行っています。

　また、コラーゲンが網目状に張り巡らされており、これが皮膚の弾力をつくり出しています。そして、コラーゲンを支えているのがエラスチンで、加齢によりコラーゲンやエラスチンの減少、紫外線などの影響で弾力が失われ、シワの原因になるといわれています。

　症例解説では、炎症性色素沈着症、むくみ、たるみについて紹介していきます。

◆症例1　炎症性色素沈着症　53歳　女性

治療期間：平成○○年1月〜同年5月
主訴：頸肩凝りをもつ顔面部の炎症性色素沈着症。
　　　　肩凝りで来院され、顔のシミは数カ月前に傷をつくり、さらに患部を擦ったことでできた炎症性色素沈着症。眉間のシミは何をしても治らなかったため、このまま消えないのは仕方がないと思っていたが、顔にあるので気にはなっている。肩凝りは慢性的で数年前から自覚症状としてもっている。
治療方法：シミ部に2点　横刺　約7mm　パルスと同時置鍼。
　　　　抜鍼前に直流電流12Ｖ　200μA　7秒間通電。
　　　　左右の中谷眼点Ａ点、陽白、頬車、下関（計8カ所）2mm〜5mm刺入。
　　　　10分間パルス通電　　使用機器（NOURO SOFTOR W4）
　　　　良導絡基本治療点Ⅰ・Ⅱ・Ⅲで施術。
結果：炎症性色素沈着症は外的要因が大きく、虫さされ、ニキビ後、掻き傷、摺り傷などでも起こります。
　　　　他の患者さんへも同じように直流電気を使用して治療を行いましたが、同じように効果がみられたことから、炎症性色素沈着症への直流電気鍼は有効的だと思われます。

＊患者さんの声＊
　　　傷を擦って皮膚を削ってしまったようなシミで、何をしても消えず、化粧でもカバーできなかったので諦めていたが、回数を重ねるごとに薄くなっていくことを実感し、最終的にきれいになってとてもうれしく思います。

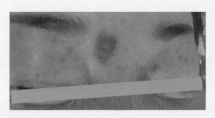
初診

初診：平成○○年1月
　コンシーラ、ファンデーションをしてもシミの色が濃く目立つ。いろいろとケアをするが消えず、化粧でもカバーできないので諦めようと思っていたとのこと。
　基本点Ⅰ〜Ⅲを使用し、肩凝りの治療＋炎症性色素沈着部分へ直流電気鍼を行いました。

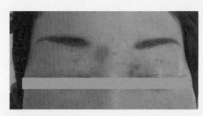
2回目

2回目：同年2月
　初診と同じく、肩凝りの治療＋炎症性色素沈着部分へ直流電気鍼を行いました。
　初診よりシミがやや薄くなって、患者自身も薄くなってきたとの実感があり、顔への鍼も続けていきたいと希望されました。

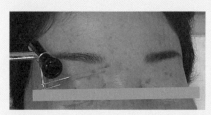
6回目

6回目：同年4月
　肩凝り治療＋炎症性色素沈着部分へ直流電気鍼を行いました。
　シミがほとんど目立たなくなり、ファンデーションのみでカバーできるようになってきている。

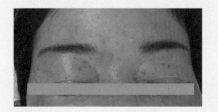
9回目

9回目：同年5月
　眉間部のシミはほぼ消失した。経過観察したがシミは薄くなり再び出現はしなかった。

◆症例2　むくみ　28歳　女性

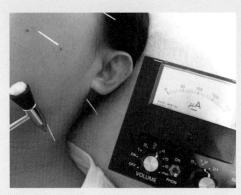

顔面部への鍼へ断続通電

治療期間：平成2▲年1月○日
主訴：肩凝り　目の疲れ　頭痛　むくみ
　　　2週間近く徹夜で縫い物をしていたら、目の疲れと、肩が張ってきて左肩〜腕にかけて痺れが出てきた。さらに頭痛があり、何日も治らず原因が分からない状態で来院、普段はコンタクトレンズを使用しており、視力もやや悪く目の疲れも感じる。
治療方法：基本点Ⅰ、Ⅱ、Ⅲを使用し、全体の調整を行う。
　　　天柱、風池、肩井、肩外兪に置鍼、パルス通電、心兪、膈兪、肝兪、脾兪に刺鍼。
　　　凝っている箇所を触診し、ディスポーザブルER鍼を用いて雀啄通電。
　　　顔面部へは、0.12mm×7mmを刺鍼し、ロイヤル8にて断続通電。その後、腹部を箱灸で温めながら顔への鍼は置鍼。抜鍼後、直流電気を使用し、目の周りを刺激していく。
結果：術前より術後の肩のほうがすっきりとしていて、頸を回してもらってもスムーズに動いた。目の疲れ、頭痛もとれ顔色が良くなり、フェイスラインはすっきりとした。

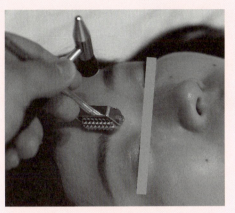

通電が可能なローラー鍼も使用しながら行うこともあります。

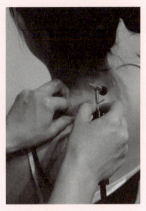

今回、肩へのアプローチは座位で行いましたが、個々により、刺激方法、体位を変えていきます。

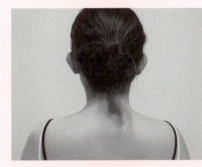

【術前　背部】患者さんの自覚症状
頸を回すと頸から肩にかけて痺れと張っている感じがある。
肩甲骨周りも詰まっているようでスッキリしない。

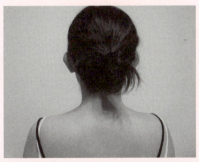

【術後　背部】患者さんの自覚症状
頸を回すと術前に比べて動きがスムーズで軽い。
肩甲骨周りの詰まっている感じも取れた。

＊頸肩の施術をする時は必ず、術前・術後は患者さん自身に頸肩を回す、左右に倒すなどしてもらい、動きをみていきます。また、患者さんに張っている感じの有無を聞いていきます。

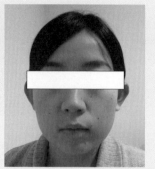
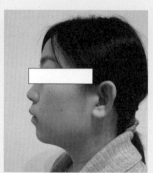

【術前　顔】患者さんの自覚症状
目が疲れている

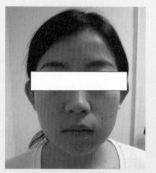
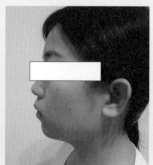

【術後　顔】患者さんの自覚症状
目がすっきりした。正面・横から見ると顔の輪郭がすっきりした

＊患者さんの声＊

　　　肩凝りと頭痛から気分よく過ごせないこともあったが、頭痛はもちろん、目の疲れも楽になりました。原因が分からなかった頭痛は、肩凝りが原因の頭痛だと分かり、肩も軽く身体全体がすっきりしています。術後は肌の引き締まった感じがして、化粧のりも違います。
　　　皮膚が弱く決まった化粧品しか使えませんが、顔への鍼は安心して受けることができます。
　　　洗顔時にも肌質がいつもと違っていてよいと感じられました。

◆症例3　たるみ　65歳　女性

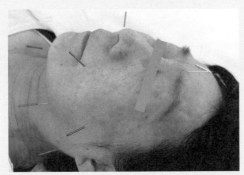
顔への置鍼

治療期間：初診平成〇年4月
主訴：全体的な疲れ。
　　　数日前から頭重を感じ、寝ても疲れがとれない。慢性的な肩凝りがある。
治療方法：基本点Ⅰ、Ⅱ、Ⅲを使用し、全体の調整を行う。
　　　天柱、肩井、膈兪、肝兪へパルス通電置鍼、脾兪、腎兪置鍼。
　　　全体的な疲れから、顔、頭の重さを感じていることから、頸肩を主とした全体的な施術を行い、それに加え顔への鍼を行った。
　　　顔面部へは、主に0.1mm×15mmを刺鍼し、攅竹へは0.12mm×7mmを刺鍼し、ロイヤルエイトにて断続通電。
結果：顔への鍼は目の疲れ、フェイスラインがすっきりすることだけでなく、頭部の疲れなどでも有効的であった。

＊患者さんの声＊
　　　身体の鍼で軽くなったのですが、顔への鍼をしてもらうとさらにすっきりしたように感じます。顔への鍼をしているときには身体も軽くなっていたためか、顔の鍼をしたまま寝てしまいました。その日の夜は、いつもより睡眠の質がよく朝も目覚めがよかったです。

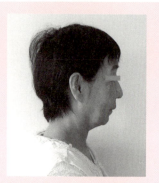
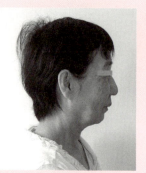

【術前】患者さん自覚症状
全体的に疲れている。特に顔・頭が重く感じる。

【術後】患者さん自覚症状
身体全体が軽くなった。フェイスラインがすっきりとしている。

おわりに

　健康と美容は一日にしてならず、食事、睡眠、運動など日常生活を再確認する必要があります。

　鍼灸は全身をみることができるので、腹部、背部、脈、手足の冷えなども手で触れて確認します。肩凝り、腰痛、頭痛、生理痛、不妊、妊娠、出産など悩みはさまざまで、治療後には「今までの日常生活を見直すきっかけになった」といった声が聞かれます。

　自分に合った日常生活を送ることで、肉体的、精神的にも良い影響を及ぼします。その結果、身体と心が軽くなり、健康と美容によい影響を及ぼすことになると思います。

■**参考文献**
- 日本良導絡自律神経学会学術部『良導絡　自律神経調整療法《基礎編》』日本良導絡自律神経学会学術部、2002年。
- 中谷義雄『良導絡に必要な知識』良導絡研究所事業本部　1979年。
- F. H. マティーン、M. J. ティモンズ、M. P. マッキンリー『カラー人体解剖学　構造と機能：ミクロからマクロまで』西村書店、2012年。

臨床実践

「鍼灸アロマ美療」へのアプローチ

鍼灸アロマ美療は、良導絡鍼治療（マイナス電気）とアロマテラピー（精油）、還元電子治療（マイナスイオン）を使った身体の酸化予防と身体内外の美容空間へのアプローチです。

橋口 修　Osamu Hashiguchi

 はじめに

　医療に従事して35年が経ちます。医療技術が進歩するなかで、検査データに出ない症状に悩む女性が増えてきています。

　長年の臨床検査の経験と屋久島の自然が教えてくれた体験をもとに、良導絡鍼治療とアロマテラピーという観点から美容について述べたいと思います。

　旅行などで自然豊かな環境に触れたとき、身体が軽くなったとか体調が良くなったという経験はありませんか。その夜はよく眠れたとか、朝食がとてもおいしく感じたことはありませんか。

　筆者は22歳のときに、職場の人間関係が原因でうつ傾向になり、頭痛や心悸亢進、、吐き気、下痢といった自律神経失調症の症状を経験しました。東京では改善がみられず故郷の屋久島に帰りました。

　屋久島は山と滝が多く自然に恵まれた島です。島内のみかん畑に出かけたときのことです。みかんの花と葉の香りに頭がすっきりしました。そこで大川の滝（日本の滝百選）の下で、みかんの花と葉をちぎって顔にのせて寝ていました。

　1週間くらい続けているとスキーマ（物の捉え方）が意欲的なものに変わってきました。気がつくと自律神経失調症の身体症状がなくなり、身体周囲の違和感もなくなり身体が軽くなっていました。

後にアロマテラピーを勉強しているうちに、みかんの花はネロリ、葉はプチグレンといい、その中にゲラニオール、アンスラニール酸ジメチルといった、強い抗不安作用をもつ成分が入っていることがわかりました。

　また大川の滝のしぶきは、レナード効果（水が急激に微粒化されると、大きい水粒子は正に帯電して落下し、小さい水粒子は負に帯電して周りの空気を負に帯電させる現象）があることもわかりました。この経験が、今の治療体系のもとになっています。

　現在、医療技術の進歩により検査精度はかなり向上してきました。しかし、冷え性や疲労といった不定愁訴のような症状は、検査データにはっきり出ません。婦人科外来で、更年期障害や生理痛、生理不順といった不調を訴えても、これらの症状は検査データとして捉えることができないため、治療方針が立てにくいのです。しかし、これらの症状は自律神経のバランスを乱し、女性の心身症状、美容に大きく影響してきます。

　この原因の多くに何らかのストレスが関係しています。大きく分けて①心因的要因、②身体的要因、③空間・環境的要因が挙げられます（図1）。女性の美容を考えたとき、まずこれらの要因を緩和することが重要です。

　フェイシャルについては、顔面神経麻痺、脳卒中の後遺症を治療するなかで、良導絡の直流電気鍼とアロマテラピーが効果的でした。これらは皮膚の

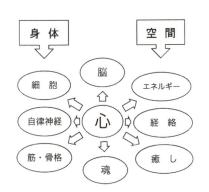

図1　心と身体と環境（空間）

炎症を抑え皮膚再生効果にすぐれています。

　これを応用した①空間知覚治療、②自律神経の調整、③フェイシャル美容へのアプローチを独自の美容治療法で具体的に述べたいと思います。

　空間知覚治療は日本良導絡自律神経学会東日本支部研究会、仙台大会の臨床シンポジウムの講演で説明されました。

良導絡による評価（アセスメント）と精油の選び方

　精油の選択は患者さんの症状をもとに、治療者の経験で選んでいきます。当院の特徴は良導絡チャートを使い、症状を評価（アセスメント）、把握し客観的に精油を選び治療することです。これは、その後の効果の評価にも役立ちます。

（１）良導絡チャートによる自律神経の評価（アセスメント）

　西洋医学では検査データをもとに治療方針をたて、予後の評価も検査にも

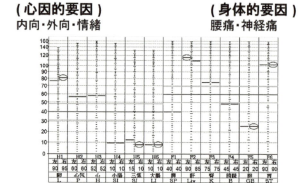

図２　良導絡チャートに影響を及ぼす要因

とづいて行います。したがって検査データに異常がない限り見切り発車をするような治療は行いません。しかし多くの患者さんは、つらい身体症状に悩んでいます。これらは自律神経失調症などの不定愁訴のことが多く、検査データでは正常の範囲なのです。

　鍼灸治療やアロマテラピーの分野では、施術者の治療法に客観性がとぼしいケースもありますが、良導絡チャートを中心にテストバッテリー（いくつかの検査を組み合わせること）をすることにより客観的に評価しやすくなります。

　良導絡チャートは、交感神経の興奮を皮膚電気抵抗として捉え測定したもので、中谷義雄医学博士が考案したものです。心因的要因、身体的要因、環境的要因、固体的要因の影響も捉えることができます[1]（図2）。

（2）良導絡チャートとTMIのテストバッテリー

　良導絡チャートは、TMIとテストバッテリーすることでより信憑性が増してきます。TMIは、自律神経失調症を①正常型、②本態性型、③心身症型、

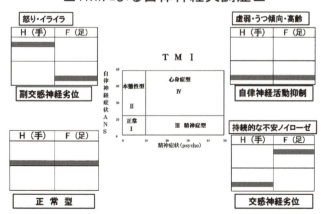

図3　ＴＭＩと良導絡チャートの相関（医学博士・遠藤宏による分類）

④精神症型に分類しています。これをもとに交感神経の興抑を良導絡チャートで当てはめたものが、元関西医療大学の遠藤宏博士が研究した分類です（図3）。

　良導絡チャートはH(手)の電気抵抗とF(足)足の電気抵抗をもとに測定します。H(手)が高くF(足)が低い場合は怒り、イライラの患者さんが多く、副交感神経劣位のパターンです。H(手) F(足)ともに低い場合は虚弱・うつ傾向・高齢者に多く、自律神経活動抑制のパターンです。H(手)が低くF(足)が高い場合は、持続的な不安ノイローゼの患者さんが多く、交感神経劣位のパターンです。

(3) アロマ電気座標系グラフ

　アロマの精油は親水性か親油性かによって座標軸が左右に分類されます。これに電気泳動を加えると（＋）極と（－）極に移動し、さらに、エステル類、ケトン類、モノテルペン炭化水素類などの芳香成分に分類されます。これらの成分は薬理的作用が証明されているため、患者さんに合った処方ができる

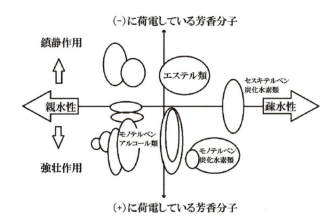

図4　精油の電気座標軸
　　２０１４年発行者ＮＡＲＤ　ＪＡＰＡＮアロマアドバイザーコース(生徒) テキスト61図[2]

のが特徴です。図4の座標軸の上方の芳香成分は鎮静効果が高く、交感神経を抑制する作用が強くなっています。下方の芳香成分は強壮作用が高く、交感神経を興奮させる作用が強くなっています。

(4) 良導絡チャートとアロマ座標軸

まず良導絡チャートが高い場合は、交感神経が興奮気味です（図5）。このときは、座標軸の上の鎮痛作用のある芳香成分を含む精油を選びます（図6）。良導絡チャートが低い場合は交感神経が抑制気味です。このときは、座標軸の下の強壮作用の強い芳香成分を含む精油を選びます。

次に良導絡チャートは、それぞれの経絡と相似しています。たとえば、F2肝経が高い女性の場合は、経絡的に生殖器のバランスが乱れやすくなっています。このときは、座標軸でエステル類の中からエストロゲン作用のあるクラリセージ、ジャスミンなどを選びます。F6胃経が高いときは、健胃作用のあるジンジャーを選びます[3]。

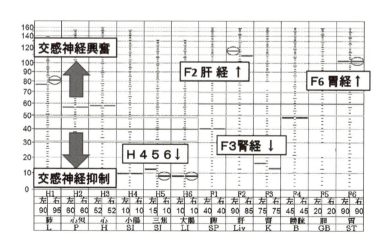

図5　良導絡チャートと経絡との相関

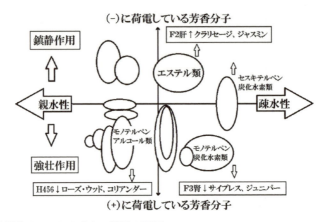

図6　良導絡チャートをもとに精油の選択
２０１４年発行者NARD JAPANアロマアドバイザーコース（生徒）テキスト61図[2]

　H456が低いときはうつ傾向が多く、モノテルペンアルコール類を多く含むローズ・ウッド、コリアンダーなどを選びます。F3腎経が低いときはモノテルペン炭化水素を多く含むサイプレス、ジュニパーといった、水分代謝に効果のある精油を選びます。このように患者さんの症状と良導絡チャートによって精油を選んでいきます。

（5）アロマ精油の作用

　精油の成分は①鼻腔から脳への経路、②鼻から肺を通して血中へ溶け込む経路、③皮膚からの吸収より血中に入る経路、④身体周囲の環境や空間に働く経路があります。

　直接的作用には皮膚塗布や吸入によるものがあり、抗菌、抗真菌、抗ウィルス、ホルモン様作用、交感神経強壮作用等があります。

　間接的作用には体質改善などで、香りの作用は視覚や聴覚等のほかの感覚器とは違い、大脳新皮質を介さずに直接、大脳辺縁系へ届くのが特徴です。大脳辺縁系の下には自律神経の統合中枢である視床下部があります。空間・

環境的作用として抗菌、抗真菌、抗ウィルス作用のほかにフィールドの浄化などがあります。

(6) アロマ精油成分の処方

　精油は①品質の確かなもので天然であるもの、②植物の学名と産地が明記されていること、③原料の抽出部位が明記されていること、④使用期限、ロット番号が明記されていて、成分分析表で農薬の有無を明記したものを選びます。

　筆者の治療院では厚生労働大臣登録検査機関が成分分析をした健草医学舎のケモタイプ精油を使っています。ケモタイプ精油は、ガスクロマトグラフィなどの精密機器を使って、成分を分析し、そのデータを公開していることが条件とされています[4]。

　使用しているアロマブレンドを紹介します。

１．空間の調整

　身体の周囲のフィールドを整えるだけで、痛みなどの身体症状が緩和します。

（処方）ゼラニウムエジプト、シダー、ネロリ、プチグレン（屋久島の森林、みかんの畑、滝の香りをブレンド）

２．身体の調整

①鎮静作用

（処方）カモマイルローマン、ネロリ、プチグレン、ベルガモット、レモンバーベナ、マンダリン、マジョラム、ラベンダーアングスティフォリアなど

②強壮作用

（処方）レモン、ローズマリーシネオール、ローズマリーカンファー、ペパーミント、バジル、シナモンカッシャ、サイプレス、ジュニパー、アカマツヨーロッパなど

③副交感神経の活性を高める　テルピネン-4-ol

（処方）ジュニパー、ティートリー、マジョラム、ユーカリラディアタ、ラヴィンツァラ、ローレル、シナモスマフラグランスなど

④交感神経の活性を高める　α-βピネン（森の空気に含まれる森林浴効果が期待できる）

（処方）フランキンセンス、サイプレス、プチグレン、クラリセージ、ペパーミント、ネロリ、ローズマリーカンファーなど

3．美肌のためのアロマテラピー

　精油は嗅覚・皮膚からの吸収・浸透アロマトリートメントによるタッチングの心地良さ、手技による血行促進を通して心身をホリスティックに働きかけます。

　精油の薬理作用とともに心地よい香りが脳へ働きかけることにより、精神面への効果が期待できます。

　精油は皮膚に対して以下の作用があります。

①皮膚再生作用　　カマズレン

②皮膚弾力回復作用　　ゲラニオール、ネロール

③収斂作用　　αテルピネオール、ゲラニオール

④鎮静作用　リナロール

⑤抗菌、抗真菌、抗炎症作用　　αテルピネオール

⑥鎮搔痒・抗ヒスタミン・抗アレルギー作用　　カマズレン

⑦エストロゲン様作用　　transアネトール、ビリディフロロール、スクラレ

オール、α・βツヨン

4．美容のための配合
①洗顔
（処方）ローズウッド、レモン、ネロリ、パルマローザ、ティートリー、リトセア、ゼラニウムエジプト、セロリ、ユーカリラディアタなどを無添加の液体洗顔石鹸に配合します。

②保湿　乾燥肌
（処方）ローズウォーター、ラベンダーウォーター

③脂性肌ニキビ
（処方）ローズマリーウォーター、ペパーミントウォーター、ティートリーウォーター　レモングラスウォーター

④アレルギー性肌
（処方）カモマイルジャーマンウォーター

⑤美白
（処方）レモン、バジル、セロリ

⑥ビューティーオイル
（処方）ローズ、ローズウッド、ゼラニウムエジプト、ネロリ、ヘリクリサム、マートルシネオール、イランイラン、ローズマリーベルベノン

⑦女性ホルモンの分泌改善
（処方）クラリセージ、スターアニス、ロックローズ、ニアウリシネオール、セージ

5．皮膚に注意して使用する精油
①免疫強壮、抗菌、鎮痛作用が高く、刺激が強い精油
クローブ、シナモンカッシャ、オレガノ

②光毒性があるため塗布後4〜5時間紫外線に当てないほうがよい精油
　オレンジビター、グレープフルーツ、ベルガモット、レモン
③妊婦、ホルモン依存型疾患、乳腺症患者に使用しないほうがよい精油
　サンダルウッド、ネロリ、シダー、クラリセージ、ニアウリシネオール

アロマテラピーと鍼治療法

　筆者らは、アメリカ国立衛生研究所が分類した統合医療の①代替医療システム、②心身医療システム、③生物学的治療法、④手技療法や身体を介する方法、⑤エネルギー療法の5分類をもとに治療をしています。

　①代替医療システムは鍼灸治療（良導絡治療・鍼灸ーデトックスなど）、②心身医療システムは芳香心理相談（精油を使ったカウンセリング）、③生物学的治療法はハーブ・アロマトリートメント・健康食品など、④手技療法や身体を介する方法は筋反射・関節可動域調整、⑤エネルギー療法はバイオフィールド療法（空間知覚治療）・マイナスイオン治療（還元電子治療）の5分野です。当院では、西洋医学を熟知した医師が考案した治療を採用した融合医療をめざしています。

治療について

　うつ病など心因性の症状をもつ婦人の心電図や心エコーを録っていると胸部の上の空間部分がヒンヤリすることがありました（図7）。そこの空気が冷たいのかと思いベットを動かして位置を変えても胸部の上の空間の冷たさは変わりません。この冷たい空間はサーモグラフィでは捉えることはできません。また脳波検査をしていると、脳腫瘍の部分がピリピリする感覚を受けたり、針電極を頭部に刺すとピリピリと痺れる感覚を覚えたこともありました

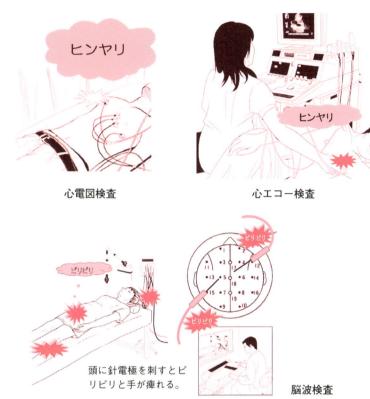

図7　生理機能検査（心電図、心エコー、脳波など）のときに感じるフィールドの違和感

（図7）。

　その結果、人間の病的部分の周囲と内部の空間に正常と違う違和感（痺れる感覚など）があることを確信し、これも一つの信号として捉える必要があると考えるようになりました。

　長年の経験で、この空間にアロマのミストを噴霧するとヒンヤリ感やピリピリ感がなくなり、フィールドがクリアーになることもわかりました。これらの空間知覚治療は、屋久島の自然が教えてくれた貴重な体験から生まれました。

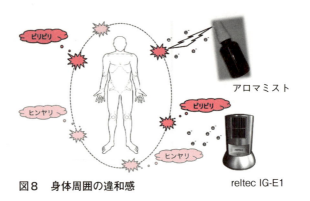

図8　身体周囲の違和感

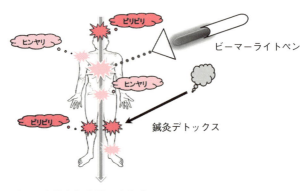

図9　身体内部空間の違和感

（1）空間知覚セラピー（身体周囲の空間へのアプローチ）

　身体内と身体周囲にある空間に違和感を感じることがありますが、これも一つの異常信号として捉えて、空間知覚セラピー（Space perception therapy）として治療します（図8、9）。

　先ほどの良導絡チャートをもとに身体周囲の空間にミストを噴霧すると一瞬で痛みが緩和され身体が軽くなります。良導絡を測定するとチャートは安

定します。このミストにはアロマの精油の効果（殺菌作用や嗅覚刺激等）と2万個以上のマイナスイオンがフィールドを浄化します。実際にマイナスイオン濃度180万個/cmの出力があるreltec IG-E1と呼ばれるネガティブイオン発生装置で実験しても同様な結果が出ました。身体内空間治療にはビーマーライトペン、鍼灸デトックス、還元電子などの治療方法があり痛みが緩和されます（図9、図12）。

（2）空間知覚セラピー（身体内空間へのアプローチ）

脳波検査の経験から身体内にも空間エネルギーが存在することがわかりました。これは、グランディングコードと呼ばれることもあります。長年の臨床経験から図10の頭部①②③の3点と、図11の④の腹部グランディング（気海）に刺鍼するとピリピリした痺れを感じやすく、そこからエネルギーが取り出せることがわかりました。

これを、鍼灸デトックス治療（AP-Detox Theraphy）といいます[5]（図12）。

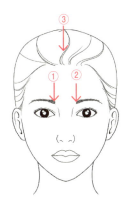
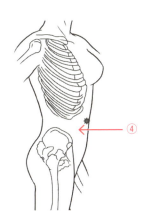

図10　頭部グランディングコード　　図11　腹部グランディングコード
　　　（頭部3点）　　　　　　　　　　　　（気海）

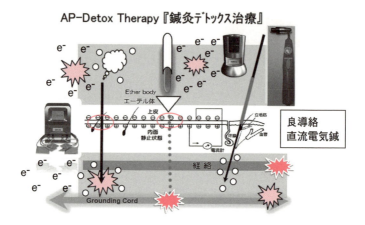

図12 空間知覚治療（還元電子、鍼灸デトックス、ビーマーライトペン、良導絡治療）

その後、刺鍼部からエネルギーを入れると身体内のヒンヤリ感はなくなります。また良導絡(直流電気）を流すことで筋肉の硬結等が和らぎます。

（3）全良導絡調整と良導絡反応点治療

全良導絡調整は前述しましたので反応良導点治療について説明します。

良導絡は、直流電気鍼(マイナス電気)を使います。これが、普通の鍼より効果があるのは、鍼の効果に、さらに電流による効果が付加されるためです。電流による効果と特徴を説明します。

①神経を効率よく刺激できます。

　通電刺激により、神経に活動電位が起こりやすくなります。また活動電位が起これば、末端部の筋や組織に栄養物質が送られやすくなります。

②極通電した鍼の周囲の組織損傷が大きくなります。

　7秒通電は30分置鍼の効果に匹敵します。すなわち、治療時間が短縮

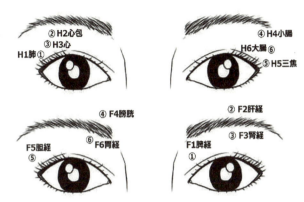

図13 目の反応良導点(サードアイ眼科、医学博士・古野久美子の臨床経験より)

(節約)できます。

③陰極通電した鍼の周囲はアルカリ性に浸されます。

　損傷組織が再生(自然治癒)するには、損傷組織がアルカリ性に変化する必要があります。すなわち、陰極通電は損傷組織を大きくする(適度に)と同時に自然治癒力も誘発することになります。

　顔には多くの反応良導点があります。シワやむくみといった部分を直流電気鍼で刺激することで組織の再生を促します。

　とくに目の周囲には反応良導点が集まり、ここを刺激することで12良導絡を刺激することができます(図13)。

(4) アロマテラピーと誘導良導絡治療

　精油やハーブウォーター(水蒸気蒸留法によって精油とともに採れる親油性の部分)は電気を通しやすく、直流電気で誘導することで効果が上がります。ここでは顔面神経麻痺や脳卒中後遺症の臨床を応用した施術を紹介します。

1．目のアイドリング法とハーブウォーター良導絡（直流電気）導入法

　これは、霰粒腫、ドライアイ（乾性角結膜炎）などに効果があり、浮腫や炎症がとれて目尻の力が強くなります。

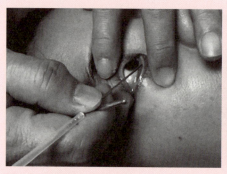 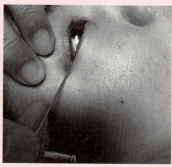

図14　目のアイドリング
　　　①大宝の針管鍼LDP-4の針管部で眼瞼皮膚の部分に、12Vの直流（マイナス）電気を流します。次に目尻などのシワのある部分に直流電気を流します。

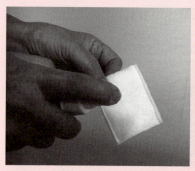 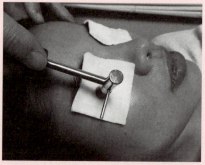

図15　ハーブウォーター導入
　　　②カット綿にハーブウォーター（カモミール・ペパーミント・ローズ等）を浸し、目の上にのせ良導絡の湿性導子で軽く押して浸透させながら良導絡（直流電気）を導入していきます。

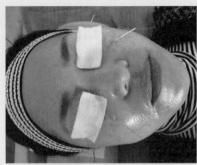
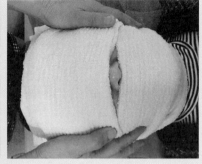

図16　鍼灸とアロマ美白

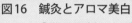

③顔に置鍼しながら美白効果の高いレモン、バジル、セロリなどを配合したアロマオイルを顔全体に塗布し、10分間くらい放置します。鍼治療にアロマ精油を塗布することで美白効果が期待できます。時間がきたら顔全体を蒸しタオルで覆い、2分ほど蒸らしてから拭き取ります。その後にビューティーオイルでマッサージします。マッサージは、経皮・経絡マッサージを行います（ここでは省略）。

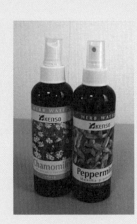

ハーブウォーター

2．ハーブウォーターを使った保湿法

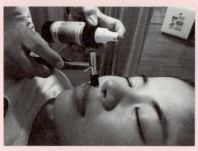 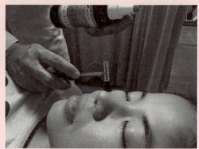

図17　良導絡湿性導子による皮膚への導入
　乾燥しやすく血行不全を起こしやすくなっている肌には、ハーブウォーターを噴霧しながら湿性導子を使って良導絡（直流電気）を導入していきます。ハーブウォーターの成分と直流電気の効果が皮膚再生を促します。

3．脂肪分解

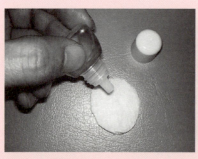 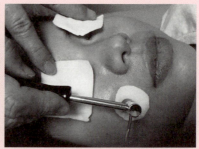

図18　脂肪分解
　精油の中で脂肪分解作用の強いアトラスシダー、セイジ、ユーカリディベス、ローズマリー・ベルベノン等の精油を配合したオイルをカット綿に塗布して良導絡（直流電気）で導入していきます。

（5）細胞内空間へのアプローチ（還元電子治療）

　人間の体は食事をすれば大なり小なり排泄物を出します。細胞内もエネルギーをつくり出す過程で、活性酸素、乳酸、二酸化炭素などの老廃物が生じます。この細胞の酸化と糖化などが老化の原因になります。この酸化を防ぐことを「抗酸化」といいます。

　これには、植物の中に存在するビタミンC、α-リポ酸、コエンザイムQ10などのビタミン類、アミノ酸、補酵素など、大気汚染の少ない森林や滝、緑の草原、適度の気温・湿度をもつ地域のネガティブイオン（マイナスイオン）などがあります。

①酸化とは、自然界で物質が燃焼したり金属が錆びること、物質が酸素と化合すること、電子を失うことをいいます。

②還元とは、物質が酸素を奪われること、電子を奪うことをいいます。人体ではミトコンドリア内でATPが産生されるときに酸素を消費します。このときに副産物として活性酸素が発生します。

　これらの細胞の老廃物を除去する物質には『電子』という共通点がありま

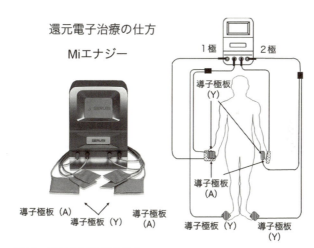

図19　還元電子治療の仕方

す。言い換えれば細胞の老廃物を除去するには電子を用いればよいのです[6]）（図19）。

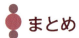
まとめ

（1）良導絡の評価（アセスメント）

不定愁訴などの検査に出ない症状の把握には、良導絡チャートによる評価が参考になります。これらは心理学テストとバッテリーすることで精度が高くなります。精油の選び方も患者さんの症状に合わせて良導絡チャートで説明することで信頼関係（ラポール）が生まれます。

（2）良導絡チャートによる治療方針

交感神経のバランスを整えるために、興抑調整と基本調整法Ⅰ～Ⅴ型を選び治療します。

（3）空間知覚セラピー（Space perception therapy）

空間には身体周囲（フィールド）と身体内部の空間があり、身体周囲のフィールドにはアロマのミストが効果的です。身体内部の調整には頭部3点と腹部（気海）の治療で効果が出ます。

西洋医学には空間治療の概念はありませんが、アメリカ国立衛生研究所が分類した統合医療の5分類の一つにエネルギー療法があります。そのなかのバイオフィールド療法という項目が空間の治療に当たると考えます。

（4）反応良導点治療

良導絡は、内臓諸器官の異常を皮膚電気抵抗として捉えることができます。この反応良導点を刺激することで体性内臓反射が起こります。また、良

導絡は鍼に直流電気を流すために他の鍼治療に比べ、神経を効率よく刺激し炎症を抑え自然治癒力を促す力も強いのが特徴です。

（5）誘導良導絡治療

精油やハーブウォーターは電気を通しやすく良導絡（直流電気）で導入することで芳香分子を肌へ吸収させやすくします。

（6）アロマテラピー

アロマテラピーは空間知覚の癒しの部分が気分をリラックスさせ、肌に良い効果をもたらします。また精油のもつ成分によって、自律神経の安定と皮膚への美白効果、保湿作用、皮脂の分泌を調整する作用などの美容効果が期待できます。

（7）還元電子治療

老化の原因である酸化を防ぐ治療法で、ネガティブイオンを皮膚から吸収させる方法です。

還元電子治療については、参考文献「細胞内診療医療」を参照にしてください。

考察

鍼灸師は漢方薬などの薬剤治療ができません。しかしアロマテラピーに関しては規制がありません。精油はヨーロッパでは薬として処方されています。

このアロマは癒しの空間などのフィールドの浄化、精神の安定作用、皮膚組織の再生作用や栄養補給など、女性の美容効果には何千年もの蓄積があり

ます。これに鍼治療を加えることで、よりよい美容への効果が一層期待できます。

　空間へのアプローチは、人間が捉えきれない空間のエネルギーを、機械を使って視覚的にデータ化したものがCT、MRI、サーモグラフィー、超音波といった検査です。

　しかし鳥や蝶々などは紫外線をみることができ、蛇には赤外線がみえます。またイルカやコウモリは超音波を聞くことができます。彼らは実際にこれらを生きるすべとして使っています。また多くの動物は嗅覚を使って生きています。

　しかし嗅覚を測定する検査法はこれといったものはなく、治療法もありません。今後の美容を含めた治療には、嗅覚を含めた空間へのアプローチも必要だと思います。

　人間は自然の中から生まれ自然の中に還っていきます。一方で文明はどんどん進み、人もそれに応じて多様に適応してきたはずです。

　しかし、心も身体も実は何千年もの昔から変わらぬ営みを続けているのです。美容治療をするなかで、結局のところ自然から学び自然に近い治療をしていたことに気づかされました。ストレス社会といわれる現在、ときどき立ち止まって植物のつくり出す酸素、水の恵み、道端に咲く花々などに感謝してみてはいかがでしょうか。

　最後に本稿の作成に際して、多大なるご協力をいただいた山本久美子氏に、厚く御礼申し上げます。

■参考文献
1）日本良導絡自律神経学会学術部、『良導絡自律神経調整法「基礎編」』、P47-51、P62-63、2012年
2）『NARD JAPANアロマアドバイザーコース（生徒）テキスト』、P61図、2014年
3）塩田清二、『〈香り〉はなぜ脳に効くのか』、NHK出版新書、P36、2012年
4）ナード・ジャパーン編集、『NARDケモタイプ精油事典』Ver,7、P1-3参照、2012年
5）橋口修、『良導絡自律神経の基礎知識』、環健出版社、P155、2009年
6）『ライフライン21がんの先進医療』、Jan.vol.12、P62、2014年
7）旭丘光志、『細胞内診療医療』、メタモル出版、2010年
8）堀口 裕、島袋 隆、『病気の根を抜く医療』2014年

編集を終えて

　鍼灸による「美」への創出の多角的な研究について、ようやく入り口にたどりついたような気がします。

　鍼灸の美容が多様化する現在、多角的に「美」というものを調べると、些かその課題の量も多く、まだまだ研究の裾野は広がりつつあります。

　近年、海外では形成外科で美容整形の手術を行う若者は増え、その年齢層も若年化しているようです。自分自身の顔がある程度客観的にわかったとき、自分の顔をどのように表現したいのか、個々の顔の違いや個性を考えると、シワがなくなった、ほうれい線が薄くなった、肌がきれいになった、ニキビがとれた、シミが消えた、小顔になった等々、顔面部の美しさの創出を、鍼に頼るクライアントの数も年々増加している傾向にあります。

　美しくする、美しくなりたい、美しくありたいという「美」への創造は、人間が本能的に追求する無限大の願望です。

　しかし、鍼灸に求められる「美」の評価といっても、女性一人ひとりの価値観は異なります。よって鍼灸による「美」の創出法も施術者の数だけ多様になることは当然だと思います。ところが鍼灸の「美」に対するガイドラインや安全性については未だ確立されていないどころか、「美」の本質的な概念についても定義づけられていない現状にあります。

　隣国の中国における中医美容のテキストには『黄帝内経』を基盤とした「三審美」（容貌美、形態美、精神美）という基礎的な概念があります。

　そこには、健やかな精神によって、身体の美しさを創出させることが「美」の基本であると強調されおり、身体（気血・経絡・蔵府）や精神（情志）の活動が円滑で、さらに調和のとれた精気の活動が、美容を推し進める上で、重要な役割を担います。

　また、人間全体の美しさを評価する場合には、身体の形体的な美しさや、機能的な美しさ（形態美）のみではなく、精神の美しさ（精神美）にも注目し、健全な人間としての総合的な美しさが評価され、情緒や意識の状態も美容に大きな影響を与えるものと認識されます。評価も顔の美形から人間的な魅力へと変化していきます。

　本書にも述べられているように、体質や精神的な要素の改善には、美しさを保つ秘訣があるのです。これらは『黄帝内経』などの古典理論とも一致します。つまり、伝統医療文化を基盤とした、身体や精神的な健康に裏付けされた「美」への観点が広く

問われるのです。

　本書は鍼灸教育や研究、また臨床に従事する一部の先生方に、「美」に対する概念や創出法について、各々の専門分野からの視点より執筆していただきました。異なった領域によって、「美」をみる視点や考え方にもそれぞれ違いがあるようです。

　美容を求めるクライアントによって、ときとして難しい技術を求められることがあります。常に臨床と直結する鍼灸師は、「美」を創出させるために、その要求に応じなくてはならないことも多々あります。そのために個々の体質の改善を目的に、経絡の気血の循環や、瘀血の除去を目的とした、伝統医学に準じた施術法を用いることや、現代医学的な考え方に立脚した施術法などによって、たとえ異論があるとはいえ、鍼灸が「美」の創出という共通した目標に向かっていることだけは間違いありません。

　また、クライアントのニーズもさまざまです。即効性を期待する人や、体調のコントロールから「美」の効果を求める人、既往歴の改善を主な目的とした鍼灸治療と同時に「美」の創出を好む人など、「美」の創出を求めるクライアントの数だけ、治療家に求められる技術的な水準も多様化するようです。

　日本にはすばらしい鍼灸技術をもつ煌星の如く輝きを放つ先生方も大勢いらっしゃいます。今回は限られた紙面と時間という制約のため、すべての先生方への依頼は断念せざるを得ませんでした。今後、持続可能な「美」の創造と実践、研究に邁進している執筆者のご協力により、本書がさらに発展していくことを期待しています。

　なお執筆にあたり、倫理的な配慮については各著作者の責任に委ねました。著作権に抵触する図版、書籍、論文、画像の利用については許諾をいただき、画像についてはクライアントよりの承諾を得て、個人情報などを遵守することを条件に、特別に公開させていただきました。他社の出版物の図については、許諾された出版物であっても、同種のものを用いないで、新たに書き改めました。

　また文献の性質上、引用の許諾を得られなかったものについては、本書での引用を控えました。

　最後に、本書を完成させるに至り、個々の著作者との連携にご尽力をいただきました静風社の真名子漢氏と出版を快諾いただいた岡村静夫氏に謝辞を申し上げます。

2016年　6月

執筆陣を代表して　　王　財源

執筆者略歴

<編集・執筆者>
王財源（おう　ざいげん）

　兵庫県神戸市生まれ。1981年大阪医科大学麻酔科学教室実習生、明治東洋医学院卒業（旧:明治鍼灸柔道整復専門学校）。2007年佛教大学大学院文学研究科　中国文学専攻修士課程修了、修士（中国文学）。2014年大阪府立大学大学院　人間社会学研究科人間科学専攻博士後期課程修了、博士（人間科学）。

　現在関西医療大学大学院　保健医療学教授（学部兼任）。日本東洋医学会会員。日本中医学会評議員。日本良導絡自律神経学会常任理事。全日本鍼灸学会近畿支部学術委員などを務めている。

　著書に『わかりやすい臨床中医臓腑学』『中医学に基づいた、実践！美容鍼灸』『入門・目でみる臨床中医診断学』（医歯薬出版）など多数。共著に『特殊鍼灸テキスト』（医歯薬出版）、『図解・鍼灸療法技術ガイド』（文光堂）、『美容鍼灸の実践』DVD（医道の日本社）などがある。

<執筆者>
島山奈緒子（しまやま　なおこ）

　1981年、群馬県生まれ。明治鍼灸大学（現明治国際医療大学）卒業。東洋大学大学院博士前期課程修了（専攻は中国哲学）。明治国際医療大学大学院博士後期課程単位満期取得退学。文学修士。鍼灸師。現職は関西医療大学準研究員。

中吉隆之（なかよし　たかゆき）

　1961年、広島県生まれ。1984年広島工業大学工学部を卒業。1996年関西鍼灸短期大学卒業。1999年関西鍼灸短期大学助手。2007年関西医療大学保健医療学部はり灸・スポーツトレーナー学科 講師（現在に至る）。2015年大阪府立大学大学院人間社会学研究科人間科学専攻修士課程を修了。共著に『危険経穴の断面アトラス』（医歯薬出版）がある。

西村理恵（にしむら　りえ）

　1975年、静岡県生まれ。1997年立命館大学文学部卒業。2005年履正社医療スポーツ専門学校　鍼灸学科卒業、鍼灸師資格取得。2008年明治東洋医学院専門学校　教員養成教員養成課程卒業。2013年明治国際医療大学大学院通信課程修士課程学位取得終了。現在履正社医療スポーツ専門学校専任教員。

高野道代（たかの　みちよ）

　1975年、長野県生まれ。1999年明治鍼灸大学（現明治国際医療大学）鍼灸学科卒業。2001年明治鍼灸大学大学院修士課程修了。2001年明治東洋医学院専門学校教員。2009年明治東洋医学院専門学校附属治療所鍼灸科主任。現在、明治東洋医学院専門学校鍼灸科専任教員。疏通経絡健美学会代表。

奈良上眞（なら　ほづま）

　1960年、大阪府生まれ。1984年明治鍼灸柔道整復専門学校を卒業。1986～1990年　中国・上海中医学院へ留学。1991～1993年明治鍼灸大学副手。1993～2002年　明治東洋医学院専門学校鍼灸学科および教員養成科教員。2009年～大阪医療技術学園専門学校 東洋医療技術教員養成学科教員。現在、大阪医療技術学園専門学校 東洋医療教員養成学科学科長。

木村研一（きむら　けんいち）
　1971年、和歌山県生まれ。明治鍼灸大学(現明治国際医療大学)鍼灸学部卒業。同大学大学院修士課程修了。和歌山県立医科大学大学院医学研究科修了（医学博士）。関西鍼灸大学助手。テキサス大学留学を経て、2014年より関西医療大学・大学院准教授。共著に、『東洋医学で英語を学ぶ』『鍼灸基礎実習ノート』（医歯薬出版）、『図解鍼灸療法技術ガイドⅠ』（文光堂）がある。

渡邉真弓（わたなべ　まゆみ）
　兵庫県神戸市生まれ。2001年東京医療専門学校本科卒業。2003年東京医療専門学校教員養成科卒業。2011年新潟大学大学院医歯学総合研究科地域疾病制御医学（博士課程）修了（医学博士）。2013年新潟大学医歯学総合病院医療情報部、筑波技術大学保健科学部、客員研究員。

近藤哲哉（こんどう　てつや）
　1970年、神奈川県生まれ。1994年九州大学医学部医学科卒業、九州大学医学部附属病院医員。2002年九州大学大学院医学系研究科医学博士。2002年聖マリア病院総合診療部医員。2003年医療法人鰲友会嘱託医。2005年関西鍼灸大学非常勤講師、医療法人黎明会北出病院医員。2013年、関西医療大学保健医療学部教授。

八坂純子（やさか　じゅんこ）
　1955年、大分県生まれ。1976年京都大学文学部心理学科卒業後、東洋医学に興味を持ち各種民間療法を学ぶ。2008年兵庫県鍼灸専門学校入学、卒業後鍼灸師資格を取得。2013年関西医療大学大学院中途退学。現在、株式会社オアシス総合医療研究所に所属。

内山卓子（うちやま　たかこ）
　大阪府まれ。1992年関西鍼灸短期大学卒業。1997年ヴァンクーヴァー、カナダにおいてThe secret garden spa鍼灸部門開院。2000年ブリティッシュ・コロンビア州立伝統中医学ライセンス所得。2005年内山はり・きゅう整骨院開院。2012年関西医療大学大学院保健医療学部修士課程修了、2015年〜関西医療大学準研究員。東洋医療専門学校、平成医療専門学校非常勤講師。

樋口理恵（ひぐち　りえ）
　1982年、大阪府生まれ。2006年神戸東洋医療学院卒業、森川和宥氏に師事。同年鍼メディカルうちだ勤務、院長　内田輝和氏に師事。2009年鍼メディカルうちだ併設美容・女性鍼灸治療院ＡＵＲＯＲＡ兼務。2012年りぃる鍼灸院開業。2013年大阪医療技術学園専門学校　東洋医療技術教員養成学科卒業。現在、りぃる鍼灸院院長、学校法人兵庫医療学園　兵庫鍼灸専門学校非常勤講師、日本良導絡自律神経学会理事／広報部副部長／国際部部員を務める。

橋口修（はしぐち　おさむ）
　1960年、鹿児島県屋久島生まれ。放送大学教養学部卒業。各種医療専門学校で、臨床検査技師、鍼灸指圧マッサージ師、柔道整復師、健康食品管理士などの国家認定資格を取得。医療法人社団秀心会理事、一般社団法人まほろば東京研究会副会長、付属-鍼灸柏整骨院＆アロマ美療室院長、日本良導絡自律神経学会常任理事、和漢伝統医学協会理事。著書に『良導絡自律神経の基礎知識』（環健出版社）などがある。

鍼灸美容学

2016年7月15日　第1刷発行

編　　集	王　財源
発　行　者	岡村静夫
発　行　所	株式会社静風社

〒101-0061
東京都千代田区三崎町2丁目20-7-904
TEL 03-6261-2661　FAX 03-6261-2660
http://www.seifusha.co.jp

本文・カバーデザイン　有限会社オカムラ　岡村恵美子　萩原佳美
印刷／製本　モリモト印刷株式会社

©Zaigen Oh, Naoko Shimayama, Takayuki Nakayoshi, Rie Nishimura, Michiyo Takano, Hozuma Nara, Kenichi Kimura, Mayumi Watanabe, Tetsuya Kondo, Junko Yasaka, Takako Uchiyama, Rie Higuchi, Osamu Hashiguchi

ISBN978-4-9907537-8-8
Printed in Japan
落丁、乱丁本は弊社送料負担にてお取り替えいたします。

本書の複写にかかる複製、上映、譲渡、公衆送信（送信可能化も含む）の各権利は株式会社静風社が管理の委託を受けています。

[JCOPY]〈(社)出版者著作権管理機構 委託出版物〉
本書の無断複写（電子化も含む）は著作権法上での例外を除き、禁じられています。複写される場合は、そのつど事前に、(社)出版者著作権管理機構（電話 03-3513-6969、FAX 03-3513-6979、e-mail : info@jcopy.or.jp）の許諾を得てください。